颈椎病防治

主　编

桑俊福

编著者

王丽虹　王鹤潼　白雅君

孙一君　孙家文　冷有强

张　舫　张　颖　张同声

李　强　李洪强　贺晓东

徐　琳　陶红梅

U0332544

金盾出版社

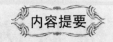

内容提要

　　本书简要介绍了颈椎病的概念及中医治疗颈椎病的理论依据等基础知识,详细介绍了颈椎病的多种治疗方法,包括牵引法、按摩法、拔罐法、刮痧法、艾灸法、针刺法、药枕法、熏洗法、封闭法、手术法、物理法、运动法及饮食调养法等。其内容科学实用、图文并茂,深入浅出,适合颈椎病患者及大众阅读。

图书在版编目(CIP)数据

　　颈椎病防治/桑俊福主编 . — 北京 :金盾出版社,2017.6
(2018.7 重印)
　　ISBN 978-7-5186-0944-4

　　Ⅰ.①颈… Ⅱ.①桑… Ⅲ.①颈椎— 脊椎病—防治 Ⅳ.
①R681.5

　　中国版本图书馆 CIP 数据核字(2016)第 130807 号

金盾出版社出版、总发行
北京市太平路 5 号(地铁万寿路站往南)
邮政编码:100036　电话:68214039　83219215
传真:68276683　网址:www.jdcbs.cn
北京军迪印刷有限责任公司印刷、装订
各地新华书店经销
开本:850×1168 1/32　印张:9.5　字数:184 千字
2018 年 7 月第 1 版第 2 次印刷
印数:5 001~8 000 册　定价:29.00 元

(凡购买金盾出版社的图书,如有缺页、
倒页、脱页者,本社发行部负责调换)

目 录

一、颈椎病基础知识

(一)什么是颈椎病

颈椎病也称颈椎综合征,是以退行性病理改变为基础,多发生于中老年人的一种常见病。从发病部位来讲,"颈椎病"是泛指发生在脊柱颈椎部位的临床病症。确切地说,颈椎病并不是单一的疾病,而是颈椎骨关节炎、颈神经根综合征、颈部肌肉韧带劳损、颈椎间盘脱出症等一系列疾病的总称,因此过去也有称为"颈椎综合征"。这些疾病有着共同的病理基础,都是以颈椎骨关节、韧带、软骨、肌肉、筋膜等组织的退行性病理改变为基础的病症。

有统计表明,颈椎病多发在中老年人,男性发病率高于女性。50 岁左右的人群中大约有 30% 的人患过或正患着颈椎病,60 岁左右则有一半,70 岁左右的人患病率更高。由于颈椎椎间盘退变,以及其继发性的一系列病理改变,如椎节失稳、松动,髓核突出或脱出,骨刺形成,韧带肥厚和继发的椎管狭窄等,刺激压迫神经根、脊髓或影响椎动脉供血,可引起一系列的临床症状和体征。虽然绝大部分颈椎病患者症状轻微,但常随年龄的增长而加重,严重影响人们的生活和身体健康。主要表现为颈肩痛、头晕头痛、上肢麻木、肌肉萎缩，严重者双下肢痉挛、行走困难，甚至四肢麻痹、大小便障碍、瘫痪。

(二)颈椎病的症状

颈椎病的临床表现纷杂各异，每例均不尽相同，如果将各型颈椎病的症状、体征综合起来，则从头、躯干到四肢，从皮肤到某些内脏器官，都可有异常表现。因此，该病往往缠绵难愈，不仅影响颈部神经根、血管、脊髓，也常波及到脑、心血管、胃肠道等组织器官。

颈椎病的症状多样而复杂，而且与发病程度、发病时间长短、个人的体质有一定关系。多数患者开始症状较轻，以后逐渐加重，也有部分症状较重者。临床上最常见的表现和主要症状为：头痛、眩晕、咽痛、颈项肩痛、胸痛或胸部裹束感，肢体疼痛、肿胀、麻木，肌肉萎缩或痉挛、步态失稳、胃脘不适、心悸多汗、大小便失常等。具体表现如下：

1. 颈部疼痛，酸胀不适 一些患者常在清晨醒后或起床时发觉颈部不适，脖子不知处于何种位置为好。

2. 肌肉酸痛 颈、肩、背、手臂酸痛，脖子僵硬，举手投足酸痛难受，不敢主动活动。被动活动时疼痛加剧，休息可以缓解。

3. 头痛，眩晕 头痛、头晕、耳鸣，感觉天旋地转，重者伴有恶心呕吐，卧床不起，少数人会因眩晕而猝倒。

4. 颈项肩痛 头枕部和上肢酸痛难忍，有时脸的一侧发热,有时还会有出汗异常。肩背部感觉沉重下坠。

5. 四肢麻木无力 一些患者上肢软弱无力,手指发麻,肢体皮肤感觉减退,拿东西感觉没有力气,有时手中的物品会因抓举不力掉落在地上。下肢步态不稳,两脚发麻,走路时就像踩在棉花上的感觉。

6. 视觉失常,心悸多汗 当颈椎病累及交感神经时可出现头晕、头痛,视物模糊,两眼发胀、发干,两眼睁不开,心跳加速,心慌气短,胸部憋闷的现象。

7. 胃脘不适 出现胃肠胀气等症状。

8. 咽部不适 吞咽困难,发声困难。

9. 大小便失常 有少数人出现大小便失控,性功能障碍,甚至出现四肢瘫痪。

(三)颈椎病的病因

1. 颈椎退变 随着年龄增长,颈部结构逐渐出现退行性改变,其中椎间盘组织变性从 20 岁即开始,小关节尤其钩椎关节增生、骨刺形成、黄韧带、前后纵韧带增生肥厚,甚至钙化、骨化,颈部神经肌肉反应性降低等,一系列变化最终导致该疾病的发生。

2. 肌肉劳损 各种超过正常范围的过度活动带来的损伤,如不良睡姿、枕头高低不适、工作姿势不良、不适当的体育锻炼、过度疲劳等。

3. 颈部外伤

(1)交通意外:除车祸所造成的颈椎骨折脱位外,在一般情况下,主要是高速行驶的车辆突然刹车所造成的颈部软组织损伤。

（2）运动型损伤:除双人或多人直接对抗状态下的损伤外,大多是由于高速或过大负荷对颈椎所造成的损伤。

（3）生活与工作意外:在日常生活工作中常可遇到各种意外性伤害,尤其在公共场所或居住条件拥挤情况下,头颈部容易被碰撞或过度前屈、后伸及侧屈所致损伤。

（4）其他意外损伤:包括医源性,如不得法的推拿、牵引及其他手法操作;某些特定情况下的意外伤害,如自然灾害所造成的各种意外伤害。

4. 活动量减少　目前人们的生活日益富裕,车辆代步广泛普及,使人们的活动量减少了,颈部也不经常活动。我们知道椎间盘的软骨组织本身不是靠血液直接供给的,而是通过压力的变化来进行营养交换,所以没有活动的软骨就会营养不良,营养不良就会造成退变、退化,甚至出现纤维环断裂、髓核脱出。

5. 炎症　颈部及咽喉部的急、慢性炎症,如治疗不及时或迁延不愈,炎症可直接刺激邻近的肌肉韧带,导致韧带松弛,肌力下降,椎间关节内外平衡失调,造成颈椎稳定性失衡。

6. 先天性颈椎畸形　先天性畸形对颈椎病发病的影响主要表现在两个方面:一是应力改变,二是对神经血管的刺激与压迫,如先天性椎体发育不全、椎管狭窄、棘突畸形、颅底凹陷等,都会直接或间接地构成颈椎病发病的因素。

(四)颈椎病的易患人群

1. 中老年人 中老年人易患颈椎病是由于颈椎病起源于颈椎椎间盘的退变。颈椎椎间盘髓核约 80% 为水分,颈椎椎间盘髓核的弹性和张力与含水量有密切关系,其含水量随年龄增长而逐渐减少(初生儿约为 90%,14 岁减少至 80%,70 岁仅占 10%)。人到中年后,因为椎间盘髓核逐渐脱水,其弹性与张力减退容易被压缩,使纤维环向外膨出而发生退变。此外,椎间盘的血管分布也会随年龄增长而逐渐减少,在成年期除纤维环周缘部以外,椎间盘内没有血管,其营养主要依靠透明软骨弥散而来,所以亦容易发生变性。因为椎间盘的退变使椎间隙松弛、变窄,椎间关节稳定性减弱,关节磨损加重,导致骨质增生。如果再加上长期慢性劳损与各种急慢性损伤,就可能造成韧带、椎间盘、关节囊等不同程度损伤,使颈椎稳定性下降,出现增生,压迫神经血管,从而发生颈椎病的症状。

2. 青少年

(1)由于青少年及其家长对颈椎病缺乏科学认识,对颈椎病的危害不了解,不懂得如何科学地预防和治疗,导致青少年颈椎病患者越来越多。

(2)由于青少年学习任务重,又缺乏合理的体育锻炼,有些人经常感到手指发麻、皮肤发紧、后枕部出现疼痛,突然低头时,四肢出现过电样感觉等。

(3)在青少年上网玩游戏或伏案学习时,由于身体长时间处于单一的姿势,是他们容易患颈椎病的主要原因之一。调查发现,在经常用计算机上网或用功读书的34.94%的学生中,常常感觉到头面部、身体有麻木感或似有蚂蚁爬行感的学生占到了3.45%。

(4)调查发现,吸烟对于颈椎也有明显的影响。在有吸烟习惯的4.48%的青少年中,几乎均有或重或轻的颈椎不适症状出现。

3. 长期低头伏案工作者 从职业上讲,长期低头伏案工作或头颅常向某一方向转动者易患颈椎病。这些职业包括办公室工作人员、打字员、计算机操作人员、会计、编辑、作家、刺绣工人、交通警察、教师等。这些职业的工作强度并非很大,但由于工作姿势不当,长期低头或长期头颅向一个方向转动,容易造成颈后肌群、韧带等组织劳损,椎间盘受力不均,易于引发颈椎病。随着高科技、现代化大生产的发展,伏案工作人员越来越多,颈椎病的发病率也呈现增长趋势,并且向年轻化发展。

4. 枕头过高、过低或枕的部位不适当者 人的一生有1/3的时间是在床上度过的,从睡眠姿势上讲,当枕头过高、过低或枕的部位不适当时,或不良的睡眠姿势持续时间较长又不能及时予以调整时,易造成椎旁肌肉、韧带、关节平衡失调,张力大的一侧易疲劳而产生不同程度的劳损。因此,喜欢卧高枕及有反复落枕病史者易患颈椎病。此外,躺着看书、看电视等日常生活中有不良姿势的人也易发生颈椎病。

5. 有头部外伤史者 有头部外伤史的患者易患颈椎

病,由于交通事故、运动性损伤导致的颈椎损伤,往往诱发颈椎病。外伤后的颈椎病以年轻人较为多见,如体育运动中不适当的活动超过了颈部所能承受的量,训练中失手造成的颈部意外创伤等,往往会导致损伤后的椎间盘、韧带不能修复而发病。

6. 有颈椎先天性畸形者 如有先天性椎管狭窄、先天性椎体融合、颈肋和第七颈椎横突肥大等人群,都易患颈椎病。咽喉部炎症有时也可诱发颈椎病。这点从人种来说,亚洲人种相对于欧美人的椎管容积更小,脊髓更容易受压,而易发生颈椎病。

7. 开车族 随着社会的发展,各行业的竞争也不断加剧,经常开车的人每天奔波在路上,由于平时的工作压力与心理压力过大,开车时又要全神贯注,精神是异常紧张的。再加上长时间处在相对封闭狭小的车内空间时,人的血管会处于紧绷状态;同时,开车时人总是处在一种紧张的坐姿状态,整个椎体的负荷相应加大,时间长了会造成脊柱等身体各部位的疼痛。不少开车族只要出门,无论远近都以车代步,使得不少开车族患上了"运动缺乏综合征"。这些开车人除睡觉外,大部分时间都坐着,无论是在办公室、吃饭、看电视、开车,一天中坐上七八个小时是常有的事。颈部长时间保持相对固定的姿势,长此以往,容易引起局部血液循环不畅,使颈部肌肉僵硬、疼痛,并伴手麻、头晕、头痛、心悸、精神欠佳,甚至易导致交通事故。

此外,人在开车时,双眼始终注视着一个方向,易致颈部

肌肉痉挛,使颈椎间关节处于不正常的位置,发生颈椎微错位,压迫、刺激神经,出现头、肩、上肢等疼痛和发胀,颈部肌肉痉挛等。如果开车时的座椅角度调节不够好,还会进一步影响坐姿,使头部为看清路况而微微前伸,这样就会更加大颈椎的负荷,时间长了,颈部就会出现病变,从而形成颈椎病。

8. 泡吧族 随着生活水平的提高,计算机已逐渐进入千家万户,成为人们工作生活中密不可分的一部分,泡吧也成了许多年轻人每天的必修课。在网吧内长期低头伏案上网,容易引起颈部关节囊、韧带等松弛乏力,出现慢性劳损,加速颈椎的退变,诱发颈椎病。网吧的环境为颈椎的健康也埋下了隐患。网吧空调的冷气长时间开放,不良的冷风刺激易导致脊椎动脉供血不足,一旦此状态未及时纠正,非常容易引起"微血栓",导致颈部肌肉痉挛,神经水肿,颈肩部酸痛,头颈活动受限制。此外,由于泡吧的人上网时会长时间保持静坐不动的姿势,也会加快颈椎退化过程,引发"颈型颈椎病"。

9. 咽喉部炎症患者 咽喉部的急、慢性炎症也可成为诱发颈椎病的原因。有90%以上的颈椎病患者都有不同程度的咽喉部炎症。如椎体前缘骨刺形成的颈椎病患者,常会引起吞咽痛、咽异物感、喉痛等咽喉症状。颈部除了有通到大脑的血管和神经,还是咽喉、气管、食管的通道,一些职业人士,如中小学教师、演员、化工厂工人等,由于工作需要,咽喉、声带长时间处于疲劳状态,或在空气污染的环境下长时间工作,这些都是颈椎病的易发人群。此外,喜欢饮酒、易患咽喉部炎症的人群,也易患颈椎病。研究证明,咽喉部炎症是颈椎病的重要易患因素之一。

（五）颈椎病的危害与并发症

1. 颈椎病的六大危害　患了颈椎病,不但会影响生活的质量,包括睡眠、情绪、工作学习和日常生活等,除此之外,若不及时治疗,任由病情进一步发展,还会引起脑功能减退、大脑供血不足,极少数人还可能会出现下肢运动功能障碍,甚至瘫痪。归纳起来,颈椎病有以下六大危害。

（1）早衰、亚健康、情绪不稳,严重影响生活工作质量。

（2）隐袭发作,早中期易被忽视,晚期则有致瘫的危险性。

（3）引起血压不稳、慢性五官科疾病及心脑血管病,严重威胁身体健康。

（4）头痛、耳鸣、眩晕、记忆力差、视物模糊、反应迟钝,给工作和生活造成极大困扰。

（5）气短、呃逆、心慌、胸闷、心律失常、心房纤颤、慢性胃痛、胃肠功能紊乱。

（6）90％以上的患者会出现更年期综合征、自主神经功能紊乱等并发症。

2. 颈椎病的并发症

（1）脱发、白发:一般情况下,人们都认为颈椎病只会引起颈、肩、背及胸前区疼痛,手臂麻木,肌肉萎缩,甚至四肢瘫痪,但是很多人却不知道颈椎病也会引起头发的病变。

头发和人的身体一样也需要营养,而且头发的营养有一部分还需要通过头部神经获得。患了颈椎病后，突出的椎间盘压迫到神经根和椎动脉，造成脑部神经系统与血液供养系统的供给不足，导致头发的营养受到障碍，从而引起脱发、白发。所以，如果你发现自己开始脱发或头发开始变白，在排除其他因素的情况下，不妨去检查一下自己的颈椎是不是出了问题。

(2)失眠：睡眠障碍、不孕，有时这类疾病与颈椎病有关。有些患者常被表面症状所迷惑而耽误诊治，如失眠多梦、排汗异常、慢性腹泻、月经失调及性功能障碍等。

长时间伏案工作的人大多有睡眠障碍，原因有很多，但是脊椎的病变导致睡眠障碍的发生率越来越高，应引起警惕。这是脊椎病变导致大脑供血不足所致。长年如此，会引发头痛、恶心、心慌、注意力不集中等其他并发症，有时候还会导致眼睛供血不足、视物模糊。

(3)不孕：颈椎病能影响内分泌功能，除了会引起异常肥胖之外，还可能引起不孕。张女士结婚4年一直没有怀孕，双方检查都没有异常，中药调理也未奏效，后来因为颈疼痛就诊时才查出，原来不孕是她的颈椎病在作祟。专家解释，脊椎错位可能导致内分泌功能失调，垂体、甲状腺、肾上腺的功能失调，体内雌激素分泌失调，排卵功能障碍，进而产生月经失调或引起不孕。

(4)眩晕：在正常情况下，走行于颈椎横突孔内的椎动脉虽然可以因为转头而影响一侧椎动脉的供血量，但是另一侧的椎动脉可以代偿，而不会出现任何不适。但是，当颈以上有钩椎关节增生时,椎动脉受到直接挤压使得椎动脉管腔变小,从而影响椎动脉的血流量。尤其是第五颈椎横突孔由于距离椎体较近,更容易造成椎动脉的压迫,还会由于刺激了该处的交感神经而造成反射性的血管痉挛,更加影响椎动脉的供血量。另外,颈椎病的发病年龄也是动脉硬化的多发年龄。在上述病理改变的基础上,每当头部旋转或者侧屈时,容易加重椎动脉的刺激与压迫,加上对侧动脉代偿能力的下降,就可发生一过性的脑部供血障碍,导致眩晕。

(5)猝倒:颈椎病也会引起猝倒,对人体造成伤害。颈椎病根据临床症状不同又分为脊髓型、神经根型、椎动脉型等,引起猝倒的主要是椎动脉型颈椎病。"颈性眩晕"并非一个特定的疾病名称,而是指某些颈椎病引起椎动脉供血不足的一类中枢性眩晕。有些患者可能会猝倒,多数是在突然回头时下肢无力而倒地,倒地后头部位置回复,症状消失,立即就可以爬起来,整个过程中患者神志清楚。颈椎病患者中大约有70%的人受累于椎动脉。50岁以上出现头晕、头痛的患者,50%以上都与颈椎病引起的椎-基底动脉受累有关。临床上可有"颈椎眩晕""椎动脉压迫综合征"等诊断。

椎动脉型颈椎病的临床特点为头痛、眩晕与视觉障碍等。头痛是因为枕大神经病变,常为发作性疼痛,持续数分钟、数小时甚至更长,偶尔也呈持续性疼痛,阵发性加剧。

正常情况下,左侧和右侧的椎动脉能相互调节血液流量,以应付由于颈椎活动所造成的压迫,使血流能正常供应给大脑。这两种情况的发生均需要有一个先决条件,即头颈部必须转到某一位置,使椎动脉受压或者交感神经受刺激。正常人的头向一侧歪曲或者扭动时,其同侧的椎动脉受到挤压,对侧则受到牵张,甚至头后伸时椎动脉的血流量都会减少,但没有症状。如果颈椎椎间关节不稳及椎间隙狭窄,在头侧屈或转动时,椎动脉扭曲并受到挤压,钩椎关节及关节突关节骨刺会压迫椎动脉或者刺激周围交感神经使其痉挛,管腔变细,血流减少,导致基底动脉缺血,出现脑部供血不全等一系列症状,从而产生椎动脉型颈椎病。颈椎是活动量最大的脊柱节段,特别容易产生劳损,并随年龄的增长及损伤的积累而发生颈椎退行性病变,特别是第 4~5、第 5~6 节颈椎段更是多发椎段。

(6)瘫痪和大小便障碍:由于颈椎病变造成脊髓、神经等的刺激和压迫,少数患者可出现瘫痪和大小便障碍,如某些病程较长的神经根型颈椎病可出现一侧或双侧上肢瘫痪;脊髓型颈椎病可出现单侧或双侧下肢瘫痪或大小便障碍。这些症状是严重的,但发病率不高,仅发生在某些特殊病例,不是每例颈椎病患者都会瘫痪。仅少数患者,由于外伤及治疗不及时等,病变不断发展,才会出现上述表现。可见,对此既不能掉以轻心,也不用过分担心和忧虑。大多数颈椎病患者不会发展到这种程度,即使发生了,只要及时治疗,也是可以恢复的。

(7)肺通气功能减退:颈椎退行性病变所致的慢性压迫性颈脊髓病(包括脊髓型颈椎病、发育性颈椎管狭窄、后纵韧带骨化症)可以对患者的感觉与运动系统造成损害,有较高的致残率,严重影响患者的生活和工作能力。近年研究发现,该病还损害机体内脏功能,特别是患者的肺功能。脊柱侧凸的患者因为存在着明显的胸廓畸形,可造成肺活量下降。并且,脊髓功能损害愈重,肺功能减退就愈明显。

慢性压迫性颈脊髓病不但会造成肢体感觉与运动障碍,同时还会对内脏器官功能造成不利影响。肺通气功能减退使患者的肺通气储备能力下降,同时影响气体交换量,长此以往,可能造成机体慢性缺氧,从而进一步影响到全身器官与组织功能,严重的肺通气功能障碍所造成的影响更大。

(8)慢性胃炎:近年来,一些交感型的颈椎病患者常伴有消化道的症状,经胃镜、胃电图检查证实其患有慢性胃炎,胃液分析还发现,患者存在不同程度的胆汁反流。经过临床观察表明,交感型颈椎病和慢性胃炎之间有相交影响。病情加重和减轻,两者相辅相成,医学称之为"颈胃综合征"。

颈胃综合征兼有头痛、头晕、头部酸沉感,颈项容易疲劳,颈部有僵硬感;眼胀痛发干,视物容易疲劳,听力减退,耳鸣;容易出汗,以及上腹部胀痛不适、口干、恶心、便秘、口苦,胃脘有压痛。此外,还有急躁、心烦、失眠等症状。

研究认为,颈胃综合征的发病机制是由于颈椎骨质增生,刺激周围交感神经,引起颈部交感神经功能的亢奋,同时又反射地导致胃肠周围的交感神经功能增高,胆汁反流的长时间刺激而损害到胃黏膜。

治疗颈胃综合征主要在于防治骨质增生,改善自主神经营养,调节自主神经功能。经过牵引疗法、红外线局部照射、推拿按摩、中药离子透入及养生功疗法等方法，能有效改善颈椎病症状，慢性胃炎也能随之好转。

（9）中风：随着人年龄的增长，特别是老年人，容易出现脑动脉硬化等疾病。在中老年人脑动脉硬化的基础上，颈椎病会加重脑供血不足，使脑血管血流速度变慢，形成血栓的概率增加，极易诱发中风。因此，有颈椎病的老年患者更应注意保护好自己的颈椎，如感到不适应及时去医院治疗。

（六）颈椎病的分型

颈椎病分类的依据是症状学和病理学两个方面。症状学分类比较直观，主要依据临床特点，但症状学分类受一定限制，早期所谓的"交感型颈椎病"就是例证。而病理学分类比较侧重于病变的病理学性质，对颈椎病的各个病理阶段进行分期，在实际工作中，有时不易采用这种专业分类法。目前仍以症状学分类为主。

1. 颈型颈椎病

（1）症状：颈部疼痛，多在夜间或晨起时发作，活动时加重；颈项僵硬，倾斜患侧或呈头颈前屈的被动体态，持续数日至十几日可自行缓解，往往反复发作，本型无明确的神经根型症状。

（2）体征：颈部强迫体位、活动受限，病变肌肉变直、痉挛，局部压痛。

（3）X线：颈椎曲度变直，小关节移位、增生、椎间隙变窄。

2. 神经根型颈椎病

(1)症状:常见于 40 岁以上的人,起病缓慢,多无外伤史。颈、肩、臂疼痛,程度可轻重不一,轻者仅酸痛,重者可剧痛难忍,彻夜难眠,疼痛呈阵发性加剧,多伴有麻木、无力,上肢麻木,疼痛呈颈神经支配区域分布,部位固定,界限清楚,颈部有不同程度的畸形和僵硬现象。神经根受到压迫后,轻者其所支配的肌肉力量减弱,严重者则可见到肌肉萎缩。

(2)体征:颈部活动受限,病变棘突旁压痛并向患肢放射,患肢也可反射性压痛。臂丛神经牵拉试验、椎间孔压缩试验、肩部下压试验均阳性。颈神经受到刺激时,其远隔部位早期的表现为疼痛过敏;当受到压迫较重或者时间较久时,其远隔部位的表现为感觉减退。

(3)X 线检查:颈椎生理曲度变直或消失、棘突偏歪、钩椎增生、椎间孔变小、椎间隙变窄等,以上改变在 X 线上可部分出现。

3. 脊髓型颈椎病 根据颈髓受损的部位及程度可将脊髓型颈椎病分为中央型、椎体束型、横贯型 3 种类型。

(1)中央型:又称"上肢型",是脊髓的前角和后角细胞受损引起的一系列症状。以前角运动细胞受损者多见,也因为动脉受压或遭受刺激所致。一侧受压表现为一侧症状,双侧受压表现为双侧症状。患者表现为上肢麻木、无力、手指伸屈活动不自如。有的患者手部骨间肌及鱼际肌萎缩,受累肌肉的肌张力及腱反射减弱或消失。

(2)椎体束型:椎体束型是由于中央型颈椎病病变加重,

使脊髓的椎体束受到压迫和损伤而引起的一系列症状。患者表现为缓慢的进行性的双下肢麻木、发冷、疼痛和乏力,走路飘飘然,像踩在棉花上,步态不稳,易跌倒。发病初期,呈间歇性症状,走路过多或是劳累后出现。随病程的发展,病症会逐渐加重并转为持续性。上述病状多为双侧下肢,单侧较少见。

(3)横贯型:横贯型是由于椎体束病变继续向周围扩展,在颈椎前,侧索部的脊髓丘脑束受损而引起的一系列症状。患者表现为胸部以下感觉麻木,严重者会出现大小便功能障碍。

根据压迫物位于脊髓的中央还是偏于一侧可分为单纯脊髓型与脊髓神经根混合型。主要的症状有以下几个方面。

(1)上肢症状:出现于一侧上肢或两上肢的单纯运动障碍,单纯感觉障碍或者同时存在的感觉及运动障碍。

(2)下肢症状:出现于一侧下肢或两侧下肢的神经功能障碍。

(3)偏侧症状:出现于同侧上下肢的感觉运动障碍。

(4)交叉症状:出现于一侧上肢与对侧下肢的感觉或运动障碍。

(5)四肢症状:出现于四肢的神经功能障碍。

(6)头部症状:主要表现为头痛、头晕或头皮痛。

(7)骶神经症状:表现为排尿或排便障碍。

4. 椎动脉型颈椎病

(1)症状:椎动脉型颈椎病是中老年人常见病。颈椎病

患者中 70% 有椎动脉受累。50 岁以上有头晕、头痛者 50%
以上与颈椎病引起的椎-基底动脉受累有关。椎动脉型颈椎
病又有"颈椎眩晕""椎动脉压迫综合征"等诊断名，又称"颈
性偏头痛"。椎动脉型颈椎病的特征，最常见的是头痛、眩晕
和视觉障碍等。经常呈发作性疼痛，持续数分钟、数小时乃
至更长时间，偶尔也可为持续性疼痛，阵发性加剧。疼痛的
性质因各人的情况而异，一般为跳痛（搏动性痛）或灼热痛，
而且局限于一侧颈枕部或枕顶部，同时伴有酸、胀等异常感
觉。疼痛多在早晨起床后，转动头颈部或乘车颠簸时发生或
加剧。少数患者呈现疼痛过敏，触及患部头皮时疼痛难忍，
甚至触碰头发时即感觉剧痛。疼痛发作时，常发自颈部，迅
速扩展至耳后及枕顶部，或向眼眶区和鼻根部发散。有些患
者在发作前有先兆，如出现"眼前发黑""闪光"等视觉症状。
疼痛剧烈时常合并有自主神经功能紊乱症状，如恶心、呕吐、
出汗。

（2）体征：椎动脉旋转扭曲试验阳性。

（3）X 线检查：可见钩椎增生、椎间孔狭小、椎体不稳等。

5. 交感神经型颈椎病 交感神经型颈椎病是由颈椎退
行性变造成颈部交感神经受刺激而出现的一种综合征。交
感神经型颈椎病的临床表现众多，主要与交感神经的分布有
直接关系，常见有以下症状。

（1）五官症状

1）眼部症状：眼球胀痛、怕光流泪、视物模糊、视力减退、
瞳孔扩大、眼睑无力、眼冒金星、飞蚊症等交感神经受刺激的

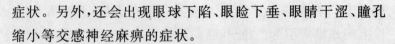

症状。另外,还会出现眼球下陷、眼睑下垂、眼睛干涩、瞳孔缩小等交感神经麻痹的症状。

2)鼻部症状:鼻咽部不适、疼痛、鼻塞,或有异味感等。

3)耳部症状:耳鸣、听力减退,甚至耳聋。

4)口腔咽喉部症状:可有咽喉部不适、发干、异物感,嗳气,以及牙痛等症状。

(2)头面部症状:头痛、偏头痛、头沉头晕、枕部或颈后部疼痛,以及面部发热、充血、麻木等症状。

(3)血管运动障碍

1)血管痉挛症状:肢体发凉、发绀、发木、疼痛、水肿,以及皮温降低。

2)血管扩张症状:指端发红、烧灼感、疼痛、肿胀等。

(4)神经营养及汗腺功能障碍:皮肤发绀、发凉、干燥、变薄,多汗或少汗,毛发过多或毛发干枯、脱落,指甲干燥无光,以及营养性皮肤溃疡等。

(5)心血管症状:心悸、心律失常、心前区疼痛、阵发性心动过速,血压忽高忽低。

(6)其他症状:可有恶心、嗳气、胃脘不适、疼痛、大便溏泄或便秘,尿频、尿急、淋漓不尽,闭经等。不少患者还有失眠多梦、心情烦躁、易于冲动等情志症状。

6. 混合型颈椎病 所谓混合型颈椎病,指的是临床上出现两型或两型以上症状与体征的颈椎病。严格地说,单一型并不多见,实际病例中混合型却是最常见的,只是由于某型表现突出,而被划为某型罢了。据统计,本型占颈椎病的

32.9%，但实际上所占的比例要大得多。

（七）颈椎病的中医分型

颈椎病又称颈椎综合征，是由于颈椎骨质增生刺激或压迫神经根、颈部脊髓、椎动脉或交感神经引起的综合征候群，属中医学"痹证""眩晕"范畴。

1. 风寒湿型

症候：颈、肩，上肢串痛麻木，以痛为主，头有沉重感，颈部僵硬，活动不利，恶寒畏风。

病机：风寒湿邪侵袭人体，注于经络，留于关节，使气血痹阻而致本证。

病机分析：本型以颈、肩、上肢串痛麻木，以痛为要点，恶寒畏风。

治法：祛风散寒除湿，舒筋活络。

2. 气滞血瘀

症候：颈肩部或上肢刺痛，痛处固定，伴有肢体麻木。

病机：气血瘀滞，经络不通，血脉痹阻而致本证。

病机分析：本型以颈肩部、上肢刺痛、痛处固定为要点。

治法：行气活血，通络止痛。

3. 痰湿阻络

症候：头晕目眩，头重如裹，四肢麻木不仁，纳呆（胃口差，不想食）。

病机：痰浊蒙蔽清阳，痰湿中阻，浊阴不降，气机不利致本证。

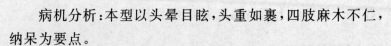

病机分析:本型以头晕目眩,头重如裹,四肢麻木不仁,纳呆为要点。

治法:化痰开窍,祛湿通络。

4. 肝肾不足

症候:眩晕头痛,耳鸣耳聋,失眠多梦,肢体麻木,面红耳赤。

病机:肝肾亏虚,精髓不足,不能上充于脑而致本证。

病机分析:本型以眩晕头痛、耳鸣耳聋、失眠多梦、肢体麻木为要点。

治法:滋肝肾,通经络。

5. 气血亏虚

症候:头晕目眩,面色苍白,心悸气短,四肢麻木,倦怠乏力。

病机:气虚清阳不升,血虚脑失所养,血不养心而致本证。

病机分析:本型以头晕目眩、心悸气短、四肢麻木、倦怠乏力为要点。

治法:补气、养血、舒筋。

(八)颈椎病的诊断标准

颈椎病的诊断标准目前无统一的规定,但公认的诊断颈椎病原则有以下 4 条。

1. 病史和症状 中老年人,有慢性发作性颈部僵硬并伴有肩臂麻痛,或有头晕、头昏、视物不清、耳鸣、猝倒症,或有肢端发凉、发绀,或有下肢麻沉无力及震颤、瘫痪等。

2. 体征 有颈丛、臂丛神经根受激压表现,或有颈脊髓受激压表现,或椎动脉、脊前动脉受激压表现,或有颈交感神经受刺激和压迫表现。

3. X线检查 可有颈椎生理前凸消失或后突、椎体缘或钩突骨赘形成、椎间隙狭窄、项韧带钙化等表现。

4. 实验室检查与其他特殊检查 三大常规、血沉、抗链"O"一般正常,类风湿因子阴性。脑血流图可见左右椎动脉不对称,特别是在转动颈部时,患侧出现波幅明显下降。脊髓造影可见颈段不全或完全性梗阻等。

临床上如果排除了其他的器质性疾病,并且上述 4 项中有 3 项症状者即可确诊为颈椎病,有两项症状者为疑似颈椎病,但在前 3 项内若有两项症状明显者也可确诊为颈椎病。

(九)颈椎病的自我判定

判定自己是否患了颈椎病,并不像伤风感冒那样容易,主要是由于颈椎病的病程长,受侵犯的组织较多,错综复杂,以至于其发病信号可以多种多样。现在按照其发生频率介绍如下。

1. 颈部僵硬 这是颈椎病发病的早期信号,大多数患者清晨起床时,突然感到颈部失去原有的灵活自如性,而且有僵硬感,头颈怎么活动也不对劲。但此种情况,除了颈椎病以外,颈部扭伤(包括常见的落枕)或其他颈部疾病的早期也可发生。当然后者少见,约占 20%。

2. 颈部疼痛　单纯性后颈部疼痛者此时可用手向上牵引头颈,如症状减轻,而向下加压时症状加重,则表明以颈型颈椎病可能性为大。颈部疼痛的同时伴有上肢(包括手部)放射性疼痛或(和)麻木者,大多为神经根型颈椎病。仅有手指放射性疼痛者,可能为脊神经根型颈椎病。约50%颈椎病患者并无颈部症状。

3. 眩晕及突然跌倒(猝倒)　在头颈向左右旋转时,如引发偏头痛或眩晕者,大多为椎动脉型颈椎病,尤其是在闭眼时更容易发生。个别患者也可能在此时突然跌倒,主要原因为椎-基底动脉缺血所致,这是严重的椎动脉型颈椎病的一种表现。

4. 肌力减弱　颈部疼痛的同时,伴有上肢或下肢肌力减弱及肢体疼痛者,大多为脊髓型颈椎病或是合并颈椎椎管狭窄症颈椎病;低头时突然全身麻木或有"过电"样感觉者,大多为脊髓型颈椎病,合并有严重型颈椎椎管狭窄症者更为多见。凡四肢肌力突然降低,包括手部握力降低,步行时抬步困难等,均应怀疑是否患了颈椎病,需要做进一步的检查,以便确定诊断。

5. 麻木感　不明原因的上肢麻木,尤其是指尖明显者,可能为脊神经根型颈椎病或颈椎椎管狭窄症。上下肢均有麻木感主要是颈椎椎管狭窄症或者颈腰综合征之病例,但脊髓型颈椎病亦有可能。

6. 束带(被捆绑)感　身上好像被布带缠绕一样,即为束带感,以胸部及腹部为多见。凡出现此种症状者,均有可

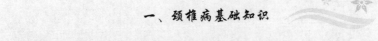

能为脊髓型颈椎病,但应排除脊髓侧索硬化症。

7. 下肢无力 当走路时双下肢无力,甚至突然跪倒,或行走时腿部有"打漂"或"踩棉花"的感觉,迈步艰难,表明下肢肌力已严重障碍,此种症状多见于脊髓型颈椎病。

8. 手中持物突然落下 如果手持物品突然落下,包括吃饭时的饭碗、筷子及汤勺等,这可能为已发展到严重程度的脊髓型颈椎病。

9. 进食困难 伴有颈痛的吞咽困难者,或是仰颈进食困难而低头进食较容易者,均有可能为食管受压型颈椎病。

10. 其他表现 心电图正常的"心脏病"、内科检查不出异常的"胃病"、被怀疑"精神病"而又证据不足等,都有可能为椎动脉型颈椎病,需及时就诊并确诊。

(十)颈椎病的日常预防

1. 颈椎病的预防原则

(1)注重形体锻炼:预防颈椎病的形体锻炼,要重在颈背肌群的锻炼及平衡运动的锻炼。运动锻炼的目的,可以促进脊柱及其周围组织的血液循环和代谢,加强对代谢产物及某些因素造成的局部的炎性反应及炎性反应产物的及时排除,保证其正常的生理功能。进行有序的、适当的运动锻炼,还可以增进脊柱内外肌肉、韧带的活力,减少其疲劳,从而加强脊柱的内外稳定性,有效地防止颈椎病的发生。

(2)注意姿势体位:人体的姿势和体位与脊柱的活动密切相关,长期的不良姿势和体位,容易引起肌力失调,破坏脊柱的力学平衡,甚至导致脊柱的结构性改变。正确的姿势可减轻颈部的疲劳程度,也有利于颈椎病的防治。

(3)调摄日常生活:日常生活调摄,主要包括精神调摄、饮食调养、起居调理3个方面。

1)重视精神调摄,常使精神情志安静愉快(即静神)是预防颈椎病的基本原则之一。

2)饮食是生命活动的基本需要,调理得当,不仅能维持正常的生命活动,提高机体的抗病能力,还可以对某些疾病起到治疗作用。饮食不节或调理不当,则可诱发颈椎病。因此,饮食的合理调摄、适时有节亦是预防颈椎病的重要环节。

3)有规律的生活和工作,有利于身心健康。

(4)防止病邪侵害:慎避外邪是预防养生学的一项重要原则,做好劳动保护,防范外伤等,均为预防颈椎病的重要措施。青少年时期是爱动的年龄阶段,平时玩耍打闹时要保护颈椎,做翻跟头等运动时不要损伤颈椎。成年人逗小儿玩也要注意颈椎,如传统的双手挟持头把小孩身体带起的"拔萝卜"等易损伤颈椎。

2. 颈椎病预防要早 据调查,颈椎病患者占到总人数的 20% 左右,其中年龄在 35 岁以下的比例明显上升,尤其城市中的白领一族。而最让人想象不到的是,相当数量的高中生已进入了颈椎病的早期发病阶段。

颈椎退变事实上是一种自然的生理过程。从理论上来讲人一出生就进入了缓慢的退变期。到 18 岁左右,人发育成熟,达到人体健康顶峰,随后几年可能还会有个继续向上发展的过程,达到一个最高值。所谓的养生保健,就是尽可能地将这个过程保持得长一些,再长些,以延缓衰老。

专家建议,作为一种慢性病来说,颈椎病的防治原则要突出一个"早"字,早防治可以取得最好的防治效果。

对于颈椎病患者应做到"四早",即早就医,早诊断,早治疗,早康复。让患者了解颈椎病是临床常见病、多发病,中老年人好发,且随着年龄的增长而增多;了解颈椎病的危害,主要症状及体征(方便自我诊断),颈椎病的防治知识等。

3. 预防颈椎病的注意事项 目前,国内对颈椎病的病因,病理还有一些不同的看法,但是很多致病因素是肯定的。例如,颈部外伤、劳损、落枕、风寒、枕头不当等。因此,必须针对这些发病因素进行预防,同时应该强调一要早,二要持之以恒。颈椎病的预防必须注意做到以下几点。

(1)阅读有关颈椎病的医药科普书籍,掌握科学的手段防治疾病。

(2)保持乐观的态度,树立与疾病艰苦抗争的思想,配合医生治疗,减少复发。

(3)避免高枕睡眠的不良习惯。高枕会使头部前屈,增大下位颈椎的应力,有加速颈椎退变的可能。注意端正头、颈、肩、背的姿势,不要偏头耸肩,谈话、看书时要正面注视,要保持脊柱正直。

(4)睡觉时不要取俯卧位,枕头不能过高、过硬或过平。起床后如果发现颈部僵硬不灵活,可以做颈项部保健操。宜取侧卧位,颈痛点向上,枕头垫高2~3厘米,使颈部略为屈曲,把颈肌放松后,用同侧手掌按揉痛处,揉按后再贴上"关节止痛膏"。

(5)改正不良姿势,减少劳损,每低头或仰头 1～2 小时,要做颈部活动,以减轻肌肉紧张度。平时进行颈部活动锻炼时,动作幅度可以大些,尤其做左右侧屈动作重复 3～5 次,有利于颈椎的自动复位。但有椎间盘变性者,不宜做颈椎转动。

(6)加强颈肩部肌肉的锻炼。在工间或工余时,做头及双上肢的前屈、后伸及旋转运动,既能缓解疲劳,又可使肌肉发达,韧度增强,从而有利于颈段脊柱的稳定性,增强颈肩顺应颈部突然变化的能力。长期伏案的工作者,应定时改变头部体位,按时做颈肩部肌肉的运动。

(7)注意颈肩部保暖,避免头颈负重物,避免过度疲劳,坐车时不要打瞌睡。颈肩部可用热水袋、输液瓶、热毛巾等进行简单的热敷。

(8)老年人的颈椎病大多有椎间盘突出和钩椎关节错位情况存在,可请家人用手牵引颈部或在家中安装颈椎吊带适当活动。

(9)防风寒、潮湿,避免午夜和凌晨洗澡或受风寒吹袭。风寒使局部血管收缩,血流降低,有碍组织的代谢与废物清除,潮湿阻碍皮肤水分蒸发。要睡热炕,这是一种很好的物理疗法,热度持久,易耐受,在休息中就可得到治疗。

(10)积极治疗局部感染及其他疾病。及早彻底治疗颈、肩、背软组织劳损,防止其发展为颈椎病。

(11)避免和减少急性损伤,如避免抬重物,劳动或走路时要注意防止被闪和挫伤,不可紧急刹车等。

(12)中医学认为,胡桃、山茱萸、黑芝麻等具有补肾益髓之功效,长期服用可起到强壮筋骨、推迟颈椎关节退变的作用。

颈椎病是退变性疾病,就像一台机器一样,零件磨损久了,就会产生退变、老化。而颈椎的髓核、纤维环、软骨板、肌肉、韧带等的退变和老化,日久便会导致颈椎病的发生。机器需要润滑油保养来减少磨损,延长寿命,人的颈椎同样需要进行防老化的治疗,以免退化加重。因此,中老年人经常有手部麻木或疼痛、颈部不适或者发酸者,应该及时去医院就诊,一旦确诊为颈椎病,应及早治疗,防止病变深入、症状加重。

二、颈椎病中医疗法

（一）拔罐疗法

拔罐疗法是以罐为工具，借热力排除罐内空气，使罐中形成负压，吸附在体表皮肤部位，造成局部充血、瘀血，以达到治疗某些疾病的一种疗法。

1. 罐的种类　罐的种类有竹罐、玻璃罐、瓷罐（陶罐）、金属罐、抽气罐、胶皮罐、电动拔罐治疗仪等。临床比较常用的是竹罐、瓷罐、玻璃罐3种。

2. 拔罐的方法

（1）火罐法

1）闪火法：①术前准备。罐子、火柴、95％酒精棉球、止血钳等。根据所拔位置选择大、中、小不同型号罐子备用。②患者体位。选择舒适的体位如卧位或坐位。在肌肉丰厚、没有毛发的平坦部位拔罐。③具体操作。用止血钳夹1～2个95％酒精棉球，点燃后在罐内绕1～2圈退出，迅速将罐子扣在应拔的部位即可吸住。注意切勿将罐口烧热，以免烫伤皮肤。

2）投火法：将易燃纸片点燃后投入罐内，迅速将罐扣在应拔的部位。

3）贴棉法：将95％酒精棉球1个，贴在罐内壁下1/3处，点燃后迅速扣在应拔的部位。

（2）水罐法：将竹罐放在锅内，加水煮沸，用镊子将罐口朝下夹出，立即用凉毛巾紧扣罐口，迅速将罐扣在应拔部位即可吸住。如锅内放入适量祛风活血药物同煮，即称药罐。

其他还有抽气法、架火法、滴酒法等拔罐方法。

3. 拔罐的种类

（1）坐罐：即将罐拔在应拔的部位上停留不动。根据吸附力的大小，使局部充血、瘀血。一般需10～15分钟。

（2）闪罐：用闪火法将罐拔住后，立即起下，再拔再起，反复多次，直至皮肤潮红、充血或瘀血为度。

（3）走罐：先在罐口涂按摩乳或润滑油等，再将罐拔住，然后慢慢推拉罐子，在皮肤表面上下左右来回推拉数次，至皮肤潮红。

（4）刺络拔罐：用三棱针点刺应拔部位的皮肤出血或用皮肤针叩打后，即行拔罐，以加强刺络放血治疗的作用。

（5）针罐：先在一定部位针刺，再以针刺为中心，拔上火罐。

（6）药罐：先将中药装入布袋内，封紧口后放入清水内煮15分钟，再把竹罐放入药汁内煮15分钟左右，按水罐法将罐子拔在选好的部位上。多用于治疗风湿痹痛等症。常用药物组成为：羌活、独活、当归、红花、麻黄、艾叶、川椒、木瓜、川乌、草乌、乳香、没药各6克。

4. 颈椎病的拔罐方法　可采用拔火罐与拔药罐两种方法进行。

（1）拔火罐

【穴位选择】　选择大椎、肩井、大杼、颈椎夹脊（奇穴）（图2-1）。

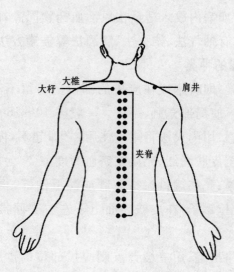

图 2-1　颈椎病拔火罐穴位

【操作方法】　每次选用3穴，选用针刺或用皮肤针叩打局部，使皮肤发红并有少许渗血点，然后拔火罐，以拔出少量血液为度。

（2）拔药罐

【穴位选择】　选择大椎、肩髃、风门、颈椎夹脊（奇穴）（图2-2）。

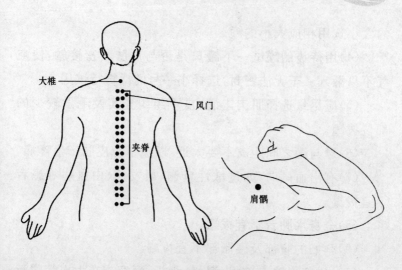

图 2-2　颈椎病拔药罐穴位

【操作方法】　将竹罐置于煎煮沸的中草药剂锅内,浸泡3分钟后取出并甩净,拔于上述穴位7～8分钟后取下。每日1次,10次为1个疗程。

5. 拔罐时间与疗程　拔罐疗法可放在针刺治疗后进行,也可以单独进行。一般隔一日操作1次,10次为1个疗程。每次治疗罐的数量为2～4个。也可以每日在不同的部位治疗,如第一天选择甲、乙部位操作,第二天选择丙、丁,第三天又在甲、乙,第四天在丙、丁,如此重复,可以提高疗效。

6. 拔罐的注意事项

(1)初次治疗的患者及体虚者拔罐数要少,尽量选择卧位。

(2)拔罐时患者尽量不要移动体位,以免罐具脱落。

(3)在拔罐前,先选取一较平坦的治疗部位,根据此部位

的大小选用相应大小的罐。

（4）用待拔的罐试一下罐口是否与皮肤紧密接触,使空气不易漏入。若无法密封,选择小一号的罐再行试用。

（5）应尽量选择肌肉丰满、皮下组织充实及毛发较少的部位拔罐。

（6）罐与罐之间距离不要太近,以免牵拉皮肤产生疼痛。

（7）有出血倾向,如过敏性紫癜、血友病、白血病等患者不宜拔罐。

（8）全身水肿者不宜拔罐。

（9）孕妇的腹部及腰骶部不宜拔罐。

（10）局部皮肤有破损、溃烂、骨折、瘢痕或在大血管附近不宜拔罐。

（11）用闪火法拔罐时,应避免酒精滴下烫伤皮肤。

（12）用水罐法拔罐时,应甩去罐中的热水,以免烫伤患者的皮肤。

（13）用刺络拔罐时,出血量以每次总量不超过 10 毫升为宜。

（14）用针罐时,须避免将针撞压入深处,造成损伤,尤其在胸背部要慎用。

（15）坐罐时,注意掌握时间的长短,以免起水疱。

（16）起罐时,以指腹按压罐旁皮肤,待空气进入罐中即可取下,切忌用力硬拔。

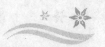

(二)刮痧疗法

刮痧疗法是以中医学脏腑经络理论为指导,应用边缘光滑的硬物或用手指、金属针具等,在人体表面特定的部位反复进行刮、挤、捏、刺等物理刺激,造成皮肤表面瘀血点、瘀血斑或点状出血,通过刺激体表脉络,改善人体气血运行状态,调整脏腑功能,从而达到活血化瘀、疏通经络、发汗解表、行气止痛、清热解毒、强身健体等功效的一种防病治病方法。对于颈椎病患者,具有温经散寒、活血化瘀、通络止痛的作用,能缓解颈部的肌痉挛、肌紧张,消除无菌性炎症,减轻对神经、血管的压迫。

刮痧疗法是从推拿、针灸、拔罐、放血等疗法变化而来的,它具有方法独特、简便安全、用途广泛、疗效可靠等特点,深受广大群众的欢迎。

刮痧疗法不仅需要选取适宜的刮痧器具,还需要选用相应的介质,以达到应有的治疗效果,防止不良反应发生。

1. 常用的刮痧器具 刮痧器具的种类较多,材质各异,大凡是边缘圆钝、质地较硬但不会对皮肤造成意外损伤的物品都可用来刮痧,如家庭用的汤匙、瓷碗边、梳子背等都是可就地取材选用的工具。常用的刮痧器具主要有硬币、小蚌壳、汤匙、瓷碗边、梳子背、有机玻璃纽扣、特制刮痧板等。目前,市面上有各种各样的刮痧板出售,多选用具有清热解毒作用且不导电、不传热的水牛角制成的。在几何形状上,做成不同的边、角、弯,并有不同的厚度,以便更方便地应用于人体各个部位。

2. 常用的刮痧介质 为了减少刮痧时的阻力,避免皮肤擦伤和增强疗效,在刮痧时常使用某些介质作为刮痧工具与人体表面之间的润滑剂。用于刮痧的介质较多,常用的普通介质有水、香油等;也可根据疾病辨证属性之不同选用相应的药用介质,如葱姜汁或肉桂、丁香、川乌、草乌制成的油剂,具有温里散寒之功效,适宜于中医辨证属虚寒之患者;红花油具有活血祛瘀之作用,适宜于瘀血阻滞之患者;提炼浓缩配制的威灵仙油具有祛风除湿作用,适宜于风湿痹阻之患者等。

3. 刮痧的具体操作方法 刮痧法是用刮痧器具蘸取刮痧介质后,在患者体表的特定部位反复刮拭、摩擦以治疗疾病的方法。根据临床应用的不同,刮痧的具体操作方法可分为直接刮法和间接刮法两种,但就治疗颈椎病来看,常用直接刮法。在手法的选择上则有补法和泻法两种,以轻柔和缓和刺激手法进行较长时间的刮拭为补法,以较强的刺激手法进行较短时间的刮拭为泻法。

(1)直接刮法:直接刮法是最常用的刮痧法,操作时患者取适当的体位(如坐位或俯卧位等),先用热毛巾擦洗患者准备被刮部位的皮肤,再均匀地涂上刮痧介质,施术者用右手持消毒好的刮痧工具,直接在皮肤上进行刮痧,以刮出紫黑色瘀点为止。

(2)间接刮法:间接刮法是先在患者要刮部位上放一层薄布类物品,然后再用刮痧工具在布上进行刮治的方法。间接刮法除了具有刮痧的功效外,还有保持皮肤的作用,操作时患者取适当的体位（如坐位或俯卧位等），于刮痧前先在刮痧部位放上干净的手绢（或大小适当、洁净柔软的布一块），用消毒好的刮痧工具在手绢或布上间接对皮肤进行刮拭，以刮出紫黑色瘀点为止。

4. 颈椎病的刮痧方法

【穴位选配】 选择风池、天柱、大椎、肩井、天宗、大杼、膈俞、肾俞、曲池、列缺、合谷等穴位（图 2-3）。

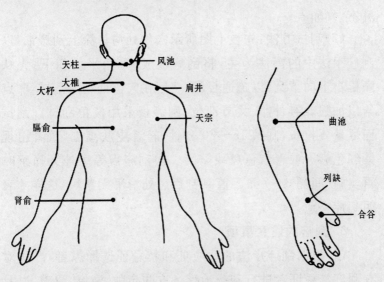

图 2-3　颈椎病刮痧穴位

【刮拭方法】

（1）刮痧部位

1）头部：沿督脉、膀胱经、三焦经自头项刮至颈部，适于

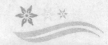

有头部症状者。

2）颈部：沿后正中线、颈椎小关节突线、横突线自上至下，适于颈部酸楚疼痛、强硬不适者。

3）上背部：沿上背部的督脉、膀胱经、肩胛骨脊柱沿、冈下窝、冈上窝、肩胛骨外侧缘等部位自上至下，适于上背部酸痛、背沉等患者。

4）上肢：沿上肢手三阳经、三阴经，自上至下，适于上肢麻木、疼痛者。

（2）刮拭方法：先在上图所示穴位处均匀涂上刮痧油，以刮痧手法中的泻法为主，将刮痧板成 45°角平面朝下，先从颈椎自上向下刮，以疏通督脉，然后在穴位处均匀刮拭，痛点给以加强。有骨骼、关节部位，刮痧板采用棱角刮拭。刮拭面尽量要拉长，刮拭 15～20 分钟，轻者皮肤潮红，重者出现紫红色痧点或青紫色斑块。第二次刮痧需等患处无痛感时再实施（间隔 3～7 日），直到刮后患处清平无紫块，这样才表明病症痊愈。

5. 刮痧的注意事项

（1）根据刮痧疗法的适应证和禁忌证选择患者，严防对有刮痧禁忌证者进行刮痧治疗。皮肤疖肿、瘢痕、溃破，以及传染性皮肤病的病灶部位不宜进行刮痧治疗。有出血倾向者、严重心脏病等重症疾病者，以及年老体弱者、对刮痧恐惧者等，也不宜进行刮痧治疗，皮肤娇嫩之处也应禁刮。

（2）刮痧部位、刮痧用具及施术者双手等均应严格消毒，防止交叉感染。刮痧的器具需经过严格的挑选，切忌使用边缘粗糙或缺损的器具，以免损伤皮肤。要根据患者的病情采取与之相适应的刮治方法，手法以轻重适度、用力均匀、方向一致为原则，不要忽轻忽重地来回刮，也不可在患者过饥、过饱及精神高度紧张的情况下施行刮痧治疗。要掌握好治疗间隔时间，一般以间隔 3～5 日为宜，若有必要也可 2～3 日刮治 1 次。

（3）刮痧治疗后患者应休息片刻，适量饮用温开水或姜汤，不能急躁动怒、忧思悲郁。禁食生冷、油腻食物，同时要注意保暖，防止受凉感冒。刮痧疗法的作用较弱，在施用刮痧治疗的同时，应根据病情积极配合其他治疗调养方法，如药物治疗、牵引治疗、运动锻炼等，以提高疗效。

（三）推拿按摩疗法

推拿按摩疗法是中医独特的治疗手段之一，是医师运用一定的部位（手、腕、肘、前臂等），依据中医学经络理论施加于患者身体的有关部位，从而达到治疗和预防疾病的目的的一种方法。

1. 推拿按摩的适用范围及禁忌证

（1）推拿按摩的适用范围：颈椎病有不同的分型，各型又有不同的病损范围及临床表现，所以在选择推拿手法上也有所不同。放松手法适用于颈椎病各种证型，单复位手法有其严格的适应范围，临床必须严格把握。

推拿手法可用于各型颈椎病的治疗，其中对颈型、神经根型、椎动脉型颈椎病，以及椎体、钩椎关节错位，关节突关节、寰枢关节错位的治疗效果较佳,对脊髓型颈椎病则可减轻症状。其治疗的具体手法各有严格的区别。

(2)推拿按摩的禁忌证

1)颈椎骨质破坏性疾病:如颈椎肿瘤、结核、骨质疏松症等,这些疾病由于骨质破坏,在实施推拿的扳提、施转等治疗手法时极易造成病理性骨折;如为恶性肿瘤,还可造成癌细胞的扩散、转移,加重病情。

2)颈椎增生者:颈椎神经、血管附近有尖锐的骨质增生者。

3)出血性疾病:如脑出血及蛛网膜下隙出血患者。

4)颈项部皮肤病:颈项部皮肤破损、烫伤、湿疹、癣、脓肿等病患者。

5)饮酒:饮酒后神志不清者。

6)其他:剧烈运动后、极度劳累、虚弱及饥饿状态,均不宜行颈椎推拿手法,以防发生晕厥。

2. 颈椎病常用的推拿手法

(1)摆动类:以指、掌和腕关节做连续摆动的一类手法。

1)一指禅推法:用大拇指指端、螺纹或偏峰着力在一定部位及穴位上,上肢沉肩、垂肘、悬腕,以腕关节为主和拇指关节的屈伸做来回摆动产生力,来持续作用于一定部位及穴位上。

动作要领:上肢放松、自然,不用蛮力,压力均匀,动作灵活,摆动速度为每分钟 120～160 次。

2)㨰法。用手背近小指侧、小鱼际部分或是小指、无名指、中指的掌指关节部位,附着于一定部位及穴位上,通过腕关节屈伸外旋的连续活动,产生持续的作用力在治疗部位上。

动作要领:肩臂放松,动作连续不断,不要跳动及来回搓,每分钟120～150次。

3)揉法:用手掌大鱼际,掌根部位或手指螺纹面,放在一定部位或穴位上,做轻柔缓和的回旋揉动,用大鱼际的称为大鱼际揉法,用掌根的称为掌揉法,用指面的称为指揉法。

动作要领:手腕放松、自然,压力要轻柔适当,每分钟120～160次。

(2)摩擦类:以掌或指在体表做直线往返或是环旋活动,使之产生摩擦的一种手法,称为摩擦类手法。

1)推法:用指、掌或肘部着力于一定部位上,进行单方向直线推动。

动作要领:用力平稳,速度要求缓慢而紧贴皮肤,做到重而不滞。

2)摩法:用手掌面或食、中、无名指指面,附着在一定部位。以腕关节为主动,连同前臂做环形有节律的抚摸。

动作要领:腕部放松,指掌自然,每分钟60～80次。

3)擦法:用手掌面、大鱼际或小鱼际部分着力在一定部位,进行直线来回摩擦。

动作要领:直线往返,不能歪斜,紧贴皮肤,要避免擦破皮肤,每分钟100～120次。

4)搓法:用双手掌面夹住一定的部位,相对用力快速搓揉,并同时做上、下往复移动。

动作要领:用力轻而不浮,重而不滞。

(3)振动类:以节律性的轻重交替,持续作用于人体,并产生振动感的手法。这类手法包括振法、抖法等。

1)振法:用指或手掌,在人体某部及穴位做颤动。

动作要领:振动频率要快,并且要均匀。

2)抖法:双手握住患者上、下肢远端,微微用力做连续小幅度的上下颤动,使关节有松动感。

动作要领:抖动的幅度要小,频率也要快。

(4)挤压类:用掌、指或肢体其他部分按压患者的体表,产生挤压力感。这类手法包括按法、拿法、捻法等。

1)按法(包括点、压法):用拇指或掌根等部挤压一定的部位或穴位,逐渐用力深压捻动,按之留之。

动作要领:压力适当,该轻则轻,该重则重,切忌暴力损伤皮肤。

2)拿法:用大拇指和食、中二指,或大拇指和其余四指做对称用力,提拿一定部位及穴位,一紧一松地拿捏。

动作要领:动作缓和连贯,用劲从轻到重,不能突然加力。

3)捻法:用拇指、食指螺纹面捏住一定部位做对称用力捻动。

动作要领:灵活快速,用力不能呆滞中断。

(5)叩击类:用手掌、拳背、手指、手掌侧面或棒叩打体表,其中包括拍、击、叩、打等手法。

1)拍法:用虚掌拍打身体表面。

动作要领:手指自然并拢,掌指关节微屈,平稳而又有节奏地拍打患处。

2)击法:用拳背、掌根、指尖、掌侧小鱼际或用桑枝棒叩击体表,可以细分为:①拳击法。手握空拳,腕伸直,用拳背平击患处。②掌根击法。手指微屈,自然放松,腕伸直,用掌的根部击打。③指尖击法。用指端轻打患处如雨点落下、鸡啄米状,手法轻柔。④棒击法。用柔软而富有弹性的桑枝棒击打患处。

动作要领:用力适当,击打要有节律、平稳。

(6)运动关节类:对关节做被动活动的手法,这类手法中包括摇法、扳法、拔伸、旋转、屈伸等。

1)摇法:用一手握住或夹住关节近端的肢体,另外一手握住关节远端肢体,做缓和回旋转动。

动作要领:平稳运动,要由小到大。

2)扳法:用双手做相反方向或同一方向用力扳动肢体的动作。

动作要领:用力平稳,适当顺势而行,切忌用暴力。

3)拔伸法:拔伸即牵拉之意,常用于小关节错位、伤筋及颈椎间隙变窄等。

3. 各种颈椎病的推拿手法 颈椎病的推拿手法治疗的目的是整复关节,改变神经与压迫物之间的关系,消除肿胀,分解粘连,活血通络。手法要求轻快柔和,切忌猛烈粗暴地旋转扳动颈部,以免发生骨折、脱位,对老年人及动脉粥样硬化患者更要注意。

（1）颈神经根型

【推拿手法】 点拨、㨰、按、揉、摇、拔伸。

【部位及取穴】 选择患侧颈项、肩背及上肢的。肩中俞、秉风、曲垣、天宗、手三里、大杼、风池、尺泽、合谷、内关、外关等穴位（图2-4）。

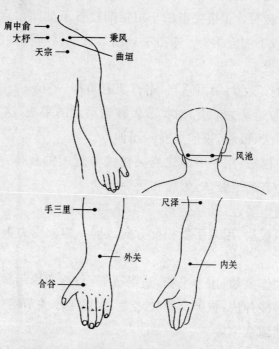

图 2-4 颈神经根型颈椎病推拿取穴

【操作姿势】 患者取坐位或卧位，先使用㨰、揉、按法顺肌纤维对痉挛肌肉进行放松，并要注意用力的方向要与肌纤维平行，并随着肌纤维走向改变。然后用接触面小的点拨法对准压痛点进行拨动,消除压痛点,再从点到面进行治疗。

(2)脊髓型

【推拿手法】 𢱧、按、揉、摇、搓、点、拿、抖。

【部位及取穴】 选择上肢、下肢、颈及腰臀部的风池、风府、肩中俞、肩外俞、秉风、天宗、曲垣、手三里、尺泽、少海、极泉、大椎、大杼、合谷、内关、环跳、居髎、风市、阳陵泉、足三里、三阴交、解溪、腰阳关、命门、肾俞等穴位(图 2-5)。

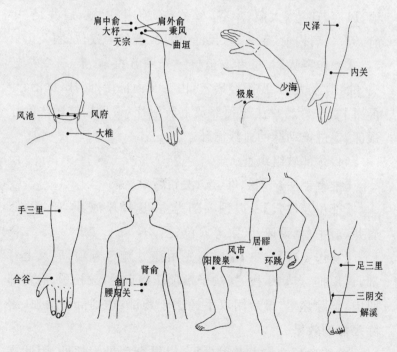

图 2-5 脊髓型颈椎病推拿取穴

【操作姿势】 患者取坐位,用 滚、按、摇、点、拿、抖,先在上肢进行治疗,来放松上肢肌肉,解除痉挛,活血通络;患者俯卧,再用 滚、揉、搓、抖、点、拿法施于下肢,放松下肢肌肉痉挛。此后用摇、扳及拔伸法活动四肢关节,预防关节的挛缩畸形。

(3)椎动脉型

【推拿手法】 五指拿、推、揉、按、抹、滚、点、拿法。

【部位及取穴】 选择头部颈项及上肢的百会、头维、风池、风府、印堂、太阳、率谷、丝竹空、神庭、山根、肩井、肩中俞、天宗、肩内俞、手三里、尺泽、内关、合谷等穴位(图2-6)。

【操作姿势】 患者取坐位。先用五指拿、推、抹、揉、按头颈督脉及太阳、少阳经诸穴,由头及面部用推、抹、揉治疗,再用滚、按、点、拿法于颈部及上肢治疗,最后用抹矫法治疗颈部,促进椎动脉的血液循环。

(4)颈部软组织型

【推拿手法】 滚、推、点、按、揉:拿、搓。

【部位及取穴】 以颈项部为主,选择风池、风府、大椎、肩井、肩中俞、秉风、天宗等穴位(图2-7)。

【操作姿势】 患者坐位,先用滚法施于颈项、肩及上背部,再用推、点、拿、按、揉法于颈项压痛点处,放松颈、肩背部肌肉,解除痉挛,最后用双手搓法于颈部,达到舒筋活血、解除疼痛的效果。

单纯型颈椎病患者很少见,以混合型最为常见,因此在施以手法时,要根据病情综合治疗,来达到较好的效果。

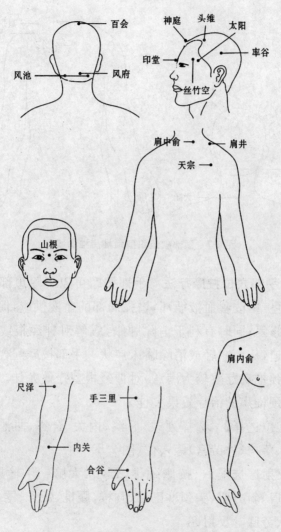

图 2-6 椎动脉型颈椎病推拿取穴

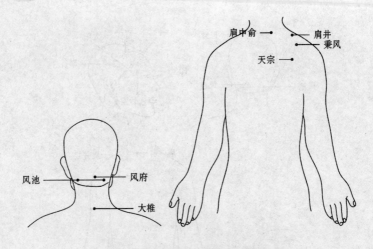

图 2-7　颈部软组织型颈椎病推拿取穴

4. 手部穴位按摩疗法　手部按摩可以解除患部肌肉和血管的痉挛,改善血液循环,增强局部的血液供应,促进病变组织的修复;同时有利于消除肿胀,缓解对神经根或其他组织的压迫,从而减轻或消除临床症状。手部按摩配合功能锻炼治疗颈椎病疗效较为满意,对神经根型疗效尤佳。但是对脊髓型颈椎病的治疗效果欠佳。

【穴位选择】　选择列缺、后溪、内关、合谷、曲池、外关、三阳络、落枕(外劳宫)等穴位(图 2-8)。

【反射区选配】　按摩颈椎、颈项、大脑、肾、输尿管、膀胱、肺、肩、斜方肌、头颈淋巴结、胸椎、腰椎、骶骨、尾骨、甲状腺、甲状旁腺等反射区。

【按摩手法】

(1)按揉或拿捏列缺、后溪、合谷、曲池等穴位各 100 次。

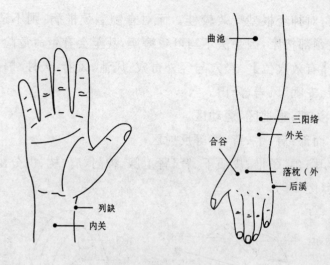

图 2-8　颈椎病手部穴位

（2）点按颈椎、颈项、大脑、肾、输尿管、膀胱、肺、肩、斜方肌等反射区各 100～200 次。

（3）若有时间，可按内关、外关、三阳络、外劳宫等穴位和头颈淋巴结、胸椎、腰椎、骶骨、尾骨、甲状腺、甲状旁腺等反射区各 50～100 次。

（4）在按摩上述穴位的同时，轻轻地、慢慢地向各个方向转动头部，幅度由小渐大，这样效果会更好。每天按摩 2 次，10 日为 1 个疗程。

5. 头部穴位按摩疗法　头部按摩可以疏经通络，解除患部肌肉和血管的痉挛，改善血液循环，促进病变组织的修复；同时有利于消肿止痛、整复小关节紊乱，缓解组织受压，从而减轻或消除临床症状。头部按摩配合功能锻炼治疗颈

椎病,对神经根型疗效较佳。而对脊髓型颈椎病,则不适宜做头颈部按摩,因手法不当可致瘫痪,甚至会有生命危险。

【有效穴位】 经穴与经外奇穴;风池、风府、天柱、翳风、百劳、安眠、风岩、泽田。

头部:感觉区、运动区。

面部:肩、手、背、臂等反射区。

耳:颈、颈椎、皮质下、肾、肾上腺、神门、肩、枕、内分泌反射区(图 2-9)。

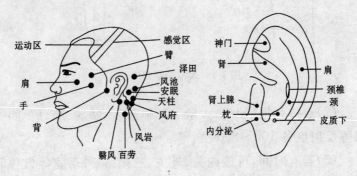

图 2-9 颈椎病头部穴位

【头部按摩】

(1)用拇指指端按揉天柱、风池、风府、百劳、安眠、翳风、风岩、泽田各 30～50 次,力度轻缓平稳,以酸胀为宜。

(2)用拇指桡侧缘直推感觉区、运动区各 30～50 次。

(3)按揉肩、背、手、臂各反射区 50～100 次。

(4)用中指指端轻轻叩击感觉区、运动区各 30 次。

(5)拿捏风池 10 次,以局部有酸胀感为宜。

(6)由前向后用五指拿头顶,至后头部改为三指拿,顺势从上向下拿捏项肌 3～5 次。

(7)轻轻向上拔伸颈椎,勿用蛮力。

(8)小幅度摇动头部,左右各 10 转,速度适中。

【耳部按摩】

(1)指推耳部颈椎穴 3 分钟,频率为每分钟 90 次,力度轻重兼施,以柔和为宜。

(2)指揉耳部肾穴 3 分钟,频率为每分钟 75 次,力度适中。

(3)棒推耳部颈、神门、肩、肾上腺、内分泌、皮质下等反射区各 2 分钟,频率为每分钟 90 次,力度以柔和为主。

6. 足部穴位按摩疗法 颈椎病多因身体虚弱、肾虚精亏、气血不足、濡养欠乏,瘀血等病理产物积聚,导致经络不通、筋骨不利而发病。本病与职业有密切的关系,颈部经常处于前屈状态,如写字、打字、缝纫、刺绣、久坐办公室等。如能每天坚持足部按摩,大多数患者会收到很好的疗效。

【有效反射区】 三叉神经、大脑、小脑、颈项、尾骨内侧、骶椎、腰椎、胸椎、颈椎等反射区(图 2-10)。

【按摩手法】

(1)颈椎、颈项、三叉神经、小脑反射区用叩指法,各推压 50～100 次,力度稍重,以有痛感为佳。

(2)点按大脑反射区 30～50 次。

(3)推揉尾骨内侧、骶椎、腰椎、胸椎反射区 30～50 次,力度稍轻。

(4)捻、探、摇、拔各个足趾 10 分钟。

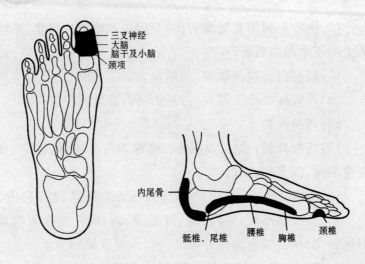

图 2-10　颈椎病足部反射区

（5）分别转动左右脚足跟 10 分钟。

7. 注意事项

（1）应在颈椎解剖、生理活动范围施行手法：颈椎的前屈、后伸、左右侧屈及旋转均有其生理范围，推拿手法，尤其是各种纠正错位的扳法，必须控制在生理许可的范围内，绝不可超越此范围。否则，容易产生不良后果，如颈部骨折、高位截瘫等。值得注意的是，有的患者先天颈部活动度就达不到正常生理范围，一旦患有颈椎病，活动度进一步变小。而有的患者虽然患病前颈部活动度正常，但患病后颈部活动范围变小。因此，治疗时更要注意循序渐进，逐渐增大其活动范围，故而了解病前情况，详问病史是不可忽视的重要方面。

（2）选择较佳的治疗位置：颈椎病患者治疗时常用的体

位有坐位或者卧位两种,由于病情不同,采用的手法也有区别,患者的体位不同或在同一体位下角度不同,应以有利于治疗而不出现任何意外为原则。医者的位置和操作姿势也应与之相一致。

(3)介质的选择:介质是推拿手法操作前,涂搽于颈项施术部位的一种药物制剂。介质具有发挥药物效用,提高疗效,提高效率,增加润滑,保护皮肤免受破损,利于操作,增强手法等作用。颈椎病推拿主要使用的介质有药膏(药物细粉加赋形剂,如凡士林等),药粉(多为复方制剂),药油(从药物提取的挥发油制剂),药酒(药物在酒精或食用白酒中浸泡滤得),滑石粉等。临床应根据病情和医师的习惯而选用。

(4)其他:在颈椎病手法操作的过程中,要排除一切杂念,集中精力,全神贯注,手法要准确,力量要适度;密切观察患者的反应,并随时做出调整。

(四)艾灸疗法

灸法是一种用火烧灼的治疗保健方法。利用菊科植物艾叶做原料,制成艾绒,在人体一定穴位上,用各种不同的方法燃烧,直接或间接地施以适当的温热刺激,通过经络的传导作用而达到治病和保健目的的一种方法,属于中医学治疗保健方法之一。

灸法不仅能防病而且能治病,作为一项保健措施,不仅对中老年人身体健康有明显的保健作用,而且有十分重要的治疗作用。明代龚居中认为:"灸法去病之功,难以枚举,凡虚实寒热,轻重远近,无往不易。"可见灸法有广泛的应用范围,是值得大力推广的一种预防疾病的方法。近年来,科技工作者发现艾叶运用得当对颈椎病同样具有良好的效果。

1. 艾灸疗法治疗颈椎病的机制

(1)温经散寒,舒筋活络:通过艾灸的温热刺激和艾叶的散寒功效,达到温经通络,散寒除湿,舒筋活络的作用。

(2)活血祛痹,温经通络:通过艾灸的热力和药力作用于颈部及相关穴位,起到活血化瘀,祛痹通经的作用。

(3)行气止痛,改善症状:通过艾灸的芳香气味及药力,起到行气消瘀,制止或减轻疼痛,改善颈椎病自觉症状的作用。

2. 挑灸疗法 挑灸疗法起源于民间,其作用机制是改善局部血液循环,疏通经筋脉络之气血,从而达到"疏通经络,调整气血"之效。

【作用】 挑灸疗法应用鲜姜,主要是由于鲜姜性温热,辛散力较强,敷在创口上可温热散寒,改变局部循环,解除肌肉痉挛。那些发病时间短,局部症状明显,无其他并发症,增生不严重的患者,采用此法效果较显著,复发率较低。

【操作方法】 在选取的花样斑局部,按肌内注射的常规消毒,用利多卡因注射约1厘米×1厘米大的皮肤。稍等片刻,用挑针挑破表皮,然后挑起皮下纤维组织并挑断、挑净,每次挑断3～5根。压迫止血后再次消毒,敷上鲜薄姜片,用纱布覆盖,胶布固定。每5日挑治1次,4次为1个疗程。挑治期间可采用红外线照射,每日1次,每次20分钟。

【注意事项】　在临床应用时应注意,对利多卡因过敏者应禁挑灸;高血压、心脏病、神经衰弱等患者要慎用。另外,挑灸后要注意创口清洁,以防感染。

3. 温针灸疗法　温针灸是针刺与艾灸结合应用的一种方法,适用于既需要留针又适宜用艾灸的病症。操作时,将针刺入腧穴得气后,并给予适当补泻手法而留针,继将纯净细软的艾绒捏在针尾上,或用艾条一段长 2 厘米左右,套在针柄上,点燃施灸。待艾绒或艾条烧完后,除去灰烬,取出针。

【穴位选择】　选择夹脊穴、大椎、曲池、肩井、天宗等穴位(图 2-11)。

【操作方法】　操作每次选用 4～6 个穴位,先以捻转进针,得气后施以平补平泻针法,然后留针不动,将艾段套在针柄上,从艾段下端点燃施灸。每穴每次施灸 2～3 壮,或 5～10 分钟,隔日治疗 1 次,7～10 日为 1 个疗程,疗程间隔 5 日。

4. 艾条灸疗法　艾条灸是最常用的一种灸疗方法。此方法主要是用点燃艾条的温热刺激人体一定的穴位,达到治疗疾病的目的。

【制作方法】　取纯净细软的艾绒 24 克,平铺在 26 厘米长、20 厘米宽的细草纸上,将其卷成直径约 1.5 厘米圆柱形的艾卷,要求卷紧,外裹以质地柔软疏松而又坚韧的桑皮纸,用胶水或糨糊封口而成。也有每条艾绒中渗入肉桂、干姜、丁香、独活、细辛、白芷、雄黄各等份的细末 6 克,卷成药条。现在一般中药店有现成商品出售。施灸的方法分温和灸和

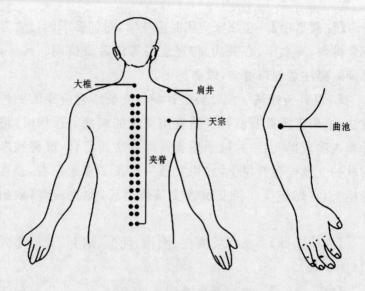

图 2-11   温针灸疗法取穴部位

雀啄灸。

【穴位选择】   选择阿是穴、大椎、曲池、足三里等穴位（图 2-12）。

【操作方法】   每次选 2～3 穴，每穴施灸 5～10 分钟，每日 1 次，10 次为 1 个疗程，疗程间隔 3～5 日。

5. 艾灸疗法注意事项   施灸前要与患者讲清灸治的方法及疗程，尤其是瘢痕灸，一定要取得患者的同意与合作。瘢痕灸后，局部要保持清洁，必要时要贴敷料，每天换药 1 次，直至结痂为止。在施灸前，要将所选穴位用温水或酒精棉球擦洗干净，灸后注意保持局部皮肤适当温度，防止受凉，影响疗效。

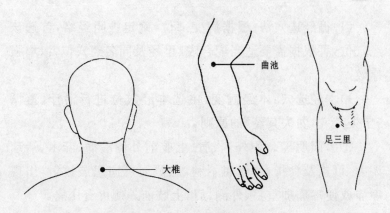

图 2-12　艾条灸疗法取穴部位

除瘢痕灸外,在灸治过程中,要注意防止艾火灼伤皮肤。如有水疱时,可用酒精消毒后,用针将水疱挑破,再涂上甲紫即可。偶有灸后身体不适者,如有身热感、头昏、烦躁等,可嘱患者适当活动身体,饮少量温开水,可使症状迅速缓解。施灸时要注意安全使用火种,防止烧坏衣服、被褥等物。

(五)针刺疗法

针刺治疗颈椎病具有疗效显著、费用低、不良反应小的特点,因此深受人们的喜欢。

1. 体针疗法　体针为针刺疗法的主体,是最为常用者,对颈型颈椎病、神经根型颈椎病、椎动脉型颈椎病疗效较好,对于交感神经型颈椎病也可选择运用,对于脊髓型颈椎病多配合手术治疗。体针治疗有循经选穴法、远近选穴法、经验选穴法、以痛为腧选穴法等。

（1）循经选穴法：根据病变部位，确定被阻经络，首选该经穴位，可根据需要适当配合表、里经及同名经穴位，以增强疗效。

1）本经选穴：本经病变，主选本经穴位进行治疗，遵循"宁失其穴，勿失其经"的原则。

①手阳明经。颈外侧、肩、上肢前外侧酸痛、麻木、活动无力，可连及食指，颈侧屈不利，患侧屈可向患肢放射，出现疼痛或使疼痛加重，颈外侧、肩、上肢前外侧可有压痛。

【穴位选择】 选择扶突、天鼎、巨骨、肩髃、曲池、手三里、合谷等（图 2-13）。

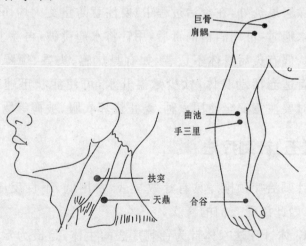

图 2-13　手阳明经体针疗法循经选穴法取穴部位

②手少阳经。颈外侧疼痛、压痛，头侧部可出现沉重疼痛，上颈部压痛可向头侧放射，颈侧屈可向患肢外侧放射，甚

至到无名指,上肢外侧疼痛、麻木、无力,可有压痛。

【穴位选择】 选择翳风、天牖、肩髎、臑会、天井、外关等(图 2-14)。

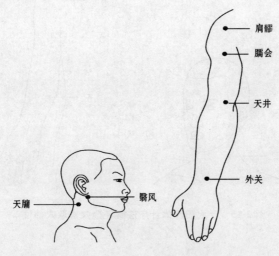

图 2-14 手少阳经体针疗法循经选穴法取穴部位

③手太阳经。颈后外侧疼痛、压痛,颈屈伸,侧屈不利,上背部酸痛、压痛,上臂后侧、前臂尺侧疼痛,可连及小指,头过伸疼痛加重,前臂尺侧、小指可出现麻木无力。

【穴位选择】 选择天窗、肩中俞、肩外俞、秉风、天宗、肩贞、支正、后溪等(图 2-15)。

④手太阴经。肩前内侧酸楚疼痛,上及缺盆,下向上肢内侧前缘放射,可到拇指,上臂内侧前缘、前臂桡侧、拇指麻木无力,颈部可有压痛,肩前部压痛。

【穴位选择】 选择中府、云门、侠白、尺泽、列缺等

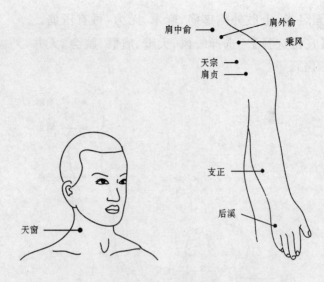

肩中俞

肩外俞

秉风

天宗

肩贞

支正

后溪

天窗

图 2-15　手太阳经体针疗法循经选穴法取穴部位

（图 2-16）。

⑤手少阴经。肩前内侧酸痛，向下放射至上臂内侧后缘，前臂内侧后缘、掌面、小指，也可出现麻木、无力。

【穴位选择】　选择极泉、青灵、少海、少府等（图 2-17）。

⑥足太阳经。头后沉重疼痛麻木，后颈酸痛僵硬，上背疼痛沉紧，上位胸椎旁酸痛、压痛。

【穴位选择】　选择天柱、大杼、风门、肺俞、督俞、附分、膏肓俞等（图 2-18）。

临证中，病变可只涉及 1 条经络，但多数情况下病变部位较大，涉及多条经络，治疗时可 1 条经络为主，多条经络腧穴配合使用，也可选取颈、背部督脉腧穴。

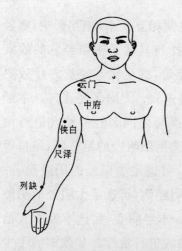

图 2-16　手太阴经体针疗法循经
选穴法取穴部位

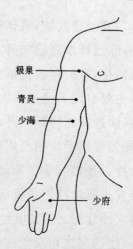

图 2-17　手少阴经体针疗法循经
选穴法取穴部位

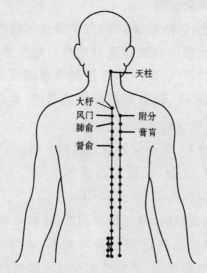

图 2-18　足太阳经体针疗法循经选穴法取穴部位

2)异经选穴法:机体经络之间相互联系,相互影响,哪经有病,除选择本经腧穴外,还选择与其联系密切经脉的腧穴进行治疗,有时可获得满意的疗效,甚至比本经腧穴疗效更好。主要有同名经选穴、表里经选穴。①同名经选穴。本经病变,除选择本经腧穴外,还选择与之同名经的腧穴进行治疗,如颈椎病手阳明经病变,可选足阳明经的足三里、条口等穴治疗。颈椎病手少阳经病变,可选足少阳经的阳陵泉、外丘等穴进行治疗。颈椎病手太阴经病,可选足太阴经的阴陵泉等穴治疗等。②表里经选穴。本经病变,除选本经腧穴治疗外,还选与之相表里的经络腧穴进行治疗。如颈椎病手少阳经病变,可选与之相表里的手厥阴经的内关、曲泽等穴治疗,临证中亦多获良效。

(2)远近选穴法:颈椎病除主要选择颈部腧穴直接治疗外,还可选择远部位的腧穴进行治疗。远部位的穴位,其经脉上行于颈,其经气通于颈,通过调节远部位腧穴同样可以达到调节颈部经气、疏通颈部经络的目的,远部位腧穴为治疗颈椎病不可缺少的穴位。

【穴位选择】 近部位腧穴可选择天窗、扶突、天鼎、肩外俞、秉风、曲垣、天髎、天柱等。远部位腧穴可选择后溪、列缺、外关、阳陵泉、条口等(图2-19)。

对于颈型颈椎病、神经根型颈椎病、椎动脉型颈椎病、交感神经型颈椎病以选近部位腧穴为主,适当配伍远部位腧穴,对于脊髓型颈椎病,其病变部位虽在颈椎,但其表现却远在四肢,治疗时可主选四肢腧穴,如足三里、条口、丰隆、委

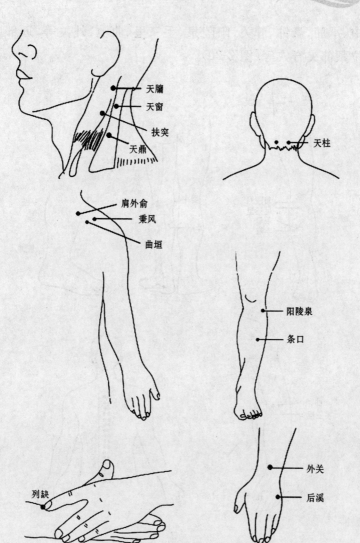

图 2-19　体针疗法远近选穴法取穴部位

中、承筋、悬钟、髀关、阳陵泉、手三里、曲池、外关等，近部穴位颈部夹脊穴等（图 2-20）。

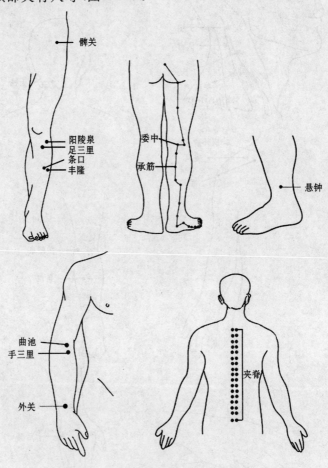

髀关

阳陵泉
足三里
条口
丰隆

委中
承筋

悬钟

曲池
手三里

外关

夹脊

图 2-20　体针疗法远近选穴法取穴部位

（3）经验选穴：在临证中，有些穴位既不属于本经，也不

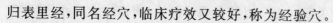

归表里经,同名经穴,临床疗效又较好,称为经验穴。

1)颈臂穴:①定位。锁骨中、内 1/3 交界处直上 1 寸。②功能。疏通经络。③主治。肩、臂、手指麻木、疼痛、上肢瘫痪、颈椎病、肩周炎等。④操作。内后下方斜刺 0.5～1寸,多有向上肢的放射感。

2)以痛为腧:颈椎病患者的颈部疼痛、压痛明显,根据以痛为腧的原则,局部压痛点即是针刺处。有些压痛点针刺后甚至出现向外放射,临床也取得较好的疗效,故压痛点的针刺为颈椎病针刺重要组成部分,为颈椎病经穴之外的重要补充,常见的压痛治疗点有以下几种:①枕大神经压痛点,在乳突与枢椎连线中点。②枕小神经压痛点,在乳突后胸锁乳突肌附着处。③颈椎横突压痛点,在颈两侧自上而下的骨性突起。④颈椎棘突压痛点,在颈后正中线骨性隆起处。⑤颈小关节压痛点,在颈后正中线旁开 1 寸处。⑥肩胛骨内上角压痛点,在肩胛骨内上角处。⑦冈上、下窝压痛点,在冈上、下窝处。

以上体穴选择后,分成 2 组,针刺交替进行,每日 1 次,每次 20 分钟,7 次为 1 个疗程,休息 3 日,再行第二个疗程。

(4)注意事项:①寰枕间隙针刺应掌握角度和深度,进针宜缓慢,以防刺伤脊髓。②皮肤有感染、溃疡、瘢痕或肿瘤的局部不宜针刺。③下位颈椎部、上背部进针应掌握角度和深度,以防刺伤肺脏。④有出血性倾向疾病等不宜针刺。

2. 腕针疗法

(1)针刺部位:腕针上 5 点位腕背面中央,腕横纹上 2

寸,即外关穴。上 6 点腕背面尺侧缘,腕横纹上 2 寸,颈椎病颈部症状选上 6 点,上肢症状选上 5 点,颈部、上肢症状都有者上 5、上 6 点同时选取。

(2)操作方法:取坐位或侧卧位,局部常规消毒后,医生左手固定进针点上部绷紧皮肤,右手拇指在下,食、中指在上扶持针柄,针与皮肤呈 30°向颈部方向快速刺入皮肤,达皮下后针体紧贴皮肤表面,沿皮下浅层刺入约 1.5 寸,以针下松散感为宜。若有酸、麻、胀、沉感,说明进针过深,刺入筋膜下层;若有疼痛,说明针刺过浅,刺入皮内,都必须调针至皮下浅表层,留针 20~30 分钟,一般不行捻转提插手法,每日或隔日 1 次,10 次为 1 个疗程。

3. 浮针疗法 浮针疗法是符仲华教授发明的一种快速镇痛的新疗法,是在传统针灸理论的基础上,结合现代医学的研究成果而形成的。浮针疗法治疗颈椎病起效较快,疗效确切,尤其对颈型颈椎病、神经根型颈椎病、椎动脉型颈椎病、交感神经型颈椎病多有较好的疗效,对于脊髓型颈椎病,可作为手术治疗的辅助疗法。

(1)确定治疗部位:根据颈椎病临床症状,触摸疼痛部位,寻找压痛点,触摸用力要由轻而重,范围由大到小,如疼痛范围大,找最痛点,多找主要痛点,患者表示不清时选中央,然后再结合辅助检查。一般来说,疼痛处即为病变部位,对于麻木等非疼痛疾病,先确定病变部位。病变部位较小或局限者,可选 1 个点;病变部位大,疼痛点多时可选多个穴。

治疗部位距病痛部位6～10厘米，针尖达到位置距痛点约2厘米。颈椎病病痛点多位于颈椎棘突、关节突、头后部、上背部、肩部，麻木多位于上肢。颈项部疼痛多从下向上进针，背部疼痛多取横刺，针尖朝向脊柱，肩臂疼痛、麻木多从上肢远端向近心端进针，也可根据情况向远端进针。头后部沉重疼痛多从下向上进针，眩晕从上位胸椎两侧向头颈部平行进针，两侧病变两侧同时治疗。

　　(2)操作方法：取坐位或俯卧位，局部常规消毒后，手持专用浮针单手或双手进针，与皮肤呈15°角快速刺入皮肤，不过深刺入肌层，也不过浅刺入皮内，确定针尖在皮下疏松结缔组织后，放手针身，向前运针，针下感觉松软易进，没有酸、麻、胀、重、沉等针感，如有则说明针刺过深，如疼痛，则说明针刺过浅，均应调整针刺深度，针体全部进入体内，以进针点为支点，手握针柄做扫散运动，针尖在皮下做扇形运动，幅度尽可能大，直至压痛消失或疼痛不再减轻，扫散约2分钟，抽出针芯，胶布将针座贴附于皮肤，留针约24小时，留针过程中，患者因生活需要可适当活动，但不可幅度过大，起针时将软管慢慢起出，消毒干棉球按压，以防出血，起针第二天再行治疗。

　　(3)注意事项

　　1)进针点要避开浅表血管，以免针刺出血或引起疼痛，要避开皮肤上的瘢痕、结节、破损等。

　　2)进针点与病变部位之间最好不要有关节，以免影响疗效。

3）进针前，进针部位和医生手指要消毒，以防感染。

4）发热、急性炎症、传染病、恶性病患者不要针刺。

5）有自发性出血性疾病如血友病、血小板减少者不宜针刺。

6）肢体水肿、短期内用过封闭疗法，使用激素治疗，外用红花油时，均不宜针刺。

7）留针时，注意针口密封，避免汗或水进入体内引起感染。

4．平衡针疗法 平衡针是王文远教授根据传统中医学的心神调控学说和现代医学的神经调控学说相结合而发明的一种新的治疗方法。特点是取穴少、操作方便、快捷。

（1）穴位定位：①颈痛穴。位于掌背部，半握拳第4、5掌骨间，即指掌关节前凹陷中。②肩背穴。尾骨旁开4～5厘米处。③肩痛穴。位于腓骨小头与外踝连线的中、上1/3处。以上3穴均为交叉取穴，即左侧病变取右侧穴，右侧病变取左侧穴，双侧有病，可同时双侧取穴。颈部症状或症状较轻者只取颈痛穴，颈部症状较重或有上背部、上肢症状者配肩背穴、肩痛穴。

（2）操作方法

1）颈痛穴：坐位半握拳，毫针快速刺入，行上下提插手法，以针刺指背神经、指掌侧固有神经出现针感为宜。症状较重者，可采用捻转滞针手法，达到要求后出针。

2）肩背穴：取俯卧位，3～5寸毫针快速刺入，行上、下提插手法，已出现坐骨神经麻胀感向下放射为宜，达到要求后出针。

3）肩痛穴：取坐位、仰卧位或侧卧位，以1.5～2寸毫针快速刺入,上、下提插手法,已出现针刺腓浅神经、腓深神经触电感,酸、麻、胀向踝、足面、足趾放射为宜,达到要求后出针。

以上穴位每日针刺 1 次,7 次为 1 个疗程,休息 2 日,再行第二个疗程。

5. 脊针疗法 脊针疗法是指针刺颈部夹脊穴以治疗疾病的方法。脊针疗法治疗颈椎病可作为体针疗法的辅助治疗。

(1)取穴:①颈部夹脊穴。颈 1～7 椎体棘突旁开 0.5 寸。②颈部压痛点。以上穴位分组交替选取。

(2)操作方法:取坐位或俯卧位,用 1.5～2 寸毫针向椎体方向与皮肤呈 75°夹角刺入 1～1.5 寸,多有酸、麻感并向一定方向传导,得气后,再施以捻转加小幅度提插以增强针感,留针 20～30 分钟,每日 1 次,7 次为 1 个疗程。

6. 挑刺疗法 挑刺疗法是在穴位或病变部位,用特制针具挑断皮下白色纤维组织,以治疗疾病的一种方法。挑刺法是治疗颈椎病的传统治疗方法。

(1)取穴

1)颈部夹脊穴:颈 1～7 椎体棘突旁开 0.5 寸处。

2)压痛点:在颈后、上背部找出除夹脊穴以外的明显压痛点。

治疗点较多时,可选最明显的压痛点 3～5 个进行治疗,也可分组交替选取。

(2)操作方法:治疗部位用碘酒、酒精常规消毒。畏针者,可用局麻药在治疗点注射一直径 1 厘米的皮丘,左手固

定治疗点,右手持针,将针横向刺入穴点的皮肤,纵行挑破2～3毫米,然后将针深入表皮下挑,挑断皮下白色纤维物数根,挑尽为止,无菌纱布覆盖,胶布固定,每周1次。

7. 电针疗法 电针是用毫针刺入穴位,得气后连接电针机,利用不同波形的脉冲电流,以加强对穴位的刺激,从而达到治疗疾病的一种治疗方法。电针刺激强度比较大,力量均匀一致,而且可节省人力,对神经根型颈椎病引起的麻痛,脊髓型颈椎病引起的肢体麻木无力,以及严重时的肌肉萎缩,都有很好的治疗作用。

(1)选穴:电针的选穴同体针疗法,根据颈椎病的病情选取相应的穴位。

(2)操作:毫针刺入穴位得气后,把电针机上的输出电位器调至"0"值,将一对输出导线,分别连接在 2 根针的针柄上,打开电源开关,选择需要的波型和频率,逐渐调高输出电流,最大至患者出现能耐受的酸、麻感,每次通电时间为10～20 分钟,治疗完毕,把电位调到"0"值,关闭电源,撤去导线,退出毫针。每日 1 次,7 日为 1 个疗程。

(六)药枕疗法

药枕疗法就是指将具有芳香开窍、活血通脉、镇静安神、调和阴阳、调养脏腑、疏通经络等作用的中药,经过加工处理或炮制以后,装入枕芯之中,或直接做成薄型的药袋置于普通的枕头上,在睡眠时枕用,发挥药枕的机械刺激和药物的作用、心理调节作用,以及枕头的作用等综合作用于机体,以达到调治颈椎病目的。

　　药枕疗法能缓解颈项部僵硬、酸沉、疼痛等不适,消除头晕、头痛等症状,调治颈椎病有肯定的疗效。应用药枕调治颈椎病无明显的禁忌证,无不良反应,老少皆宜,适用于各种类型的颈椎病患者。需要说明的是药枕疗法取效较慢,使用本法要有耐心,应持之以恒,必要时可与牵引疗法、按摩疗法等配合应用,以提高治疗效果。

　　1. 药枕治疗颈椎病的机制

　　(1)药物作用:枕芯中芳香挥发、磁性成分的药物,可直接作用于皮肤、黏膜、五官九窍,渗入血脉之中,到达病所,调理气血,扩张血管,醒脑安神,调整脏腑功能,达到治病的目的。

　　(2)调节血管神经作用:颈项及后头部分布有丰富的血管和神经,如颈外动脉、颈内动脉、椎动脉及相对应的各种静脉及其分支,主要神经也有 10 余支。药枕疗法可通过机械刺激的治疗作用及药物的功效,激动颈部的皮肤感受器、血管或神经干,调整其抑制和兴奋过程,调节血管及神经的功能,改善局部及全身的微循环,加快血液的流动,松弛血管和肌肉,促使人体内环境的相对稳定,治疗高血压病、颈椎病等疾病。

　　(3)经络调节作用:颈项部为药枕的主要施治部位,几乎所有的经络均直接或间接地与颈项发生关系,有数十个重要的腧穴在颈项部分布,形成了一个相对独立的人体全息胚。药枕疗法可以通过机械刺激、药物刺激而激发颈项部的经络之气,促进感传而使经络疏通,气血流畅,阴阳平衡,达到降低血压、调治颈椎病的作用。

2. 药枕的种类 药枕用于颈椎病的种类通常有以下3种。

(1)布式药枕:用棉布、纱布包裹药物,缝制成药枕。优点是松软、暖和、药物易于挥发,但使用寿命较短。布式药枕为最常用的品种。

(2)薄型药枕:用布质材料或毛巾缝制成薄型药袋,装入药物,置于普通枕头上。优点是节省药材,更换方便,药物更易挥发。

(3)囊式药枕:将药物装入塑料或囊袋中供睡卧时枕用。

3. 颈椎病的药枕方

磁石止痛枕

【配方组成】 磁石适量。

【制作方法】 将磁石打碎如高粱米粒大小,用纱布包裹缝好,装入枕芯即成。

【功效主治】 平肝潜阳,镇静安神。适用于心肝火旺型、肝肾阴虚型颈椎病。

磁石藤粉枕

【配方组成】 磁石 300 克,首乌藤 1 000 克。

【制作方法】 将磁石粉碎,首乌藤晒干研为粗末,之后把二者混匀,用纱布包裹缝好,装入枕芯即成。

【功效主治】 养血安神,祛风通络。适用于气血两虚型、太阳督脉型颈椎病。

二、颈椎病中医疗法

蚕沙舒颈枕

【配方组成】 晚蚕沙 500 克,羌活 300 克。

【制作方法】 先将洗净的羌活晒干研为粗末,与晒干的晚蚕沙混匀,用纱布包裹缝好,装入枕芯即成。

【功效主治】 祛风散寒,通络止痛。适用于各型颈椎病以颈项、肩背部酸麻沉痛为主要表现者,尤其适宜于中医辨证属风寒湿痹型、太阳督脉型者。

川芎蚕沙枕

【配方组成】 川芎 250 克,晚蚕沙 500 克。

【制作方法】 将川芎晒干研为粗末,与晒干的晚蚕沙混匀后,用纱布包裹缝好,装入枕芯中即成。

【功效主治】 活血化瘀,祛风止痛。适用于各型颈椎病以颈项及肩背部酸麻沉痛为主要表现者,尤其适宜于中医辨证属气滞血瘀型、太阳督脉型及风寒湿痹型者。

当归黑豆枕

【配方组成】 当归 750 克,黑豆 1 000 克。

【制作方法】 将当归晒干研为粗末,与晒干的黑豆混匀后,用纱布包裹缝好,装入枕芯即成。

【功效主治】 补肾益精,补血活血。适用于气血两虚型、肝肾不足型颈椎病。

黑豆绿豆枕

【配方组成】 黑豆、绿豆各等份。

【制作方法】 将黑豆、绿豆晒干后混匀,用纱布包裹缝好,纳入枕芯即成。

【功效主治】 补肾益精,清热除烦。适用于心肝火旺型、肝肾阴虚型颈椎病。

荷叶红花枕

【配方组成】 荷叶1 000 克,红花100 克。

【制作方法】 将荷叶、红花晒干后搓为末,混匀后用纱布包裹缝好,装入枕芯即成。

【功效主治】 活血化瘀,通络止痛。适用于气滞血瘀型、痰瘀交阻型颈椎病。

颈安枕

【配方组成】 水稻壳1 000 克,石菖蒲300 克,葛根400 克。

【制作方法】 将石菖蒲、葛根晒干后研为粗末,用纱布包裹缝好,与晒干的水稻壳一同装入枕芯即成。

【功效主治】 祛风解肌,通络止痛。适用于各种类型的颈椎病,能缓解颈肩部疼痛不适等症状,对中医辨证属风寒湿痹型、太阳督脉型者效果尤佳。

决明菊花枕

【配方组成】 决明子500 克,菊花750 克。

【制作方法】 将决明子、菊花分别晒干,混匀后用布包裹缝好,装入枕芯即成。

【功效主治】 清热平肝熄风。适用于交感神经型、混合型颈椎病中医辨证属肝肾阴虚型、心肝火旺型者。

鸡血藤药枕

【配方组成】 鸡血藤500克,白芷40克,绿豆750克。

【制作方法】 将鸡血藤、白芷、绿豆晒干后分别研为粗末,混匀后制成薄型枕芯,与普通枕芯配合使用。

【功效主治】 补血活血,舒筋活络止痛。适用于各型颈椎病以头晕头痛、颈肩部酸痛不适为突出表现者,对于中医辨证属血虚络阻型者尤为适宜。

决明枕

【配方组成】 石决明1500克,决明子1000克。

【制作方法】 将石决明研为粗末,与晒干的决明子混匀后,用纱布包裹缝好,装入枕芯即成。

【功效主治】 平肝潜阳,清热安神。适用于肝肾不足型、心肝火旺型颈椎病。

麦皮稻壳枕

【配方组成】 荞麦皮1000克,水稻壳500克,秦艽300克。

【制作方法】 将秦艽晒干,研为粗末,与晒干的荞麦皮、水稻壳一同用纱布包裹缝好,装入枕芯即成。

【功效主治】 祛风湿,清虚热,活络止痛。适用于各型颈椎病以颈肩部酸沉疼痛为主要表现者。

麦皮牛膝枕

【配方组成】 荞麦皮1500克,牛膝300克,陈皮500克。

【制作方法】 将牛膝、陈皮晒干,共研为粗末,与晒干的荞麦皮混匀,用纱布包裹缝好,装入枕芯即成。

【功效主治】 祛风活血,理气化痰,补益肝肾。适用于肝肾不足型、气滞血瘀型、痰瘀交阻型颈椎病。

杞子芝麻枕

【配方组成】 枸杞子750克,芝麻500克。

【制作方法】 将枸杞子、芝麻分别晒干,混匀后装入布袋中,纳入枕芯即成。

【功效主治】 滋补肝肾,滋养阴血,强壮筋骨。适用于肝肾不足型、气血两虚型颈椎病。

桃叶止痛枕

【配方组成】 桃树叶2 000克。

【制作方法】 将桃树叶晒干,搓为粗末,用纱布包裹缝好,装入枕芯即成。

【功效主治】 活血化瘀,通络止痛。适用于各型颈椎病以头痛,颈项、肩背部麻木酸痛为主要表现者,对中医辨证属气滞血瘀型者效果尤佳。

豨莶草通络枕

【配方组成】 豨莶草500克,白芷30克。

【制作方法】 将豨莶草、白芷分别晒干,研为粗末,混匀后制成薄型枕芯,与普通枕芯配合使用。

【功效主治】 祛风湿,通经络。适用于各型颈椎病以颈肩部疼痛不适为突出表现者。

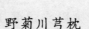

野菊川芎枕

【配方组成】 野菊花 500 克,川芎 300 克。

【制作方法】 将川芎烘干,研为粗末,与晒干的野菊花混匀,用纱布包裹缝好,装入枕芯即成。

【功效主治】 平肝清热,活血通络。适用于各型颈椎病以头晕、颈项及肩背部酸麻沉痛为主要表现者,尤其适宜于中医辨证属肝肾不足型、气滞血瘀型者。

4. 制作药枕的注意事项

(1)注意做枕药物的加工处理:花类、叶类药物必须充分晾晒,搓成碎末;根茎、木本、藤类药物必须充分晾晒或烘干,粉碎成粗末后使用;矿物质、角质类药物必须打碎成米粒状碎块,或加工成粉状后使用;种子类药物必须去除灰尘,或清洗后晒干使用;芳香含挥发油一类的药物,一般不需加工炮制,可直接混入其他药末中使用。

(2)注意药枕用布的选择:药枕用布宜选用松、柔、薄、透气性能良好的棉布、纱布,以利于药物的挥发,不用化纤、尼龙、的确良等类的布料。在药枕底层枕芯最好加垫一块塑料布,以防药物渗漏散失。

(3)注意药枕大小的选择:枕头的大小和形状应符合颈椎的生理要求,以利用枕头维持颈椎的生理曲度,使头和颈部与枕头的接触面较大,压力分散均匀,脊柱周围肌肉得到充分放松,并且对肩部血液运行不造成压迫。药枕可根据需要制成圆形、方形、三角形等,一般枕长 60～90 厘米、枕宽

20～35厘米为宜,高度则以头颈部压下后与自己的拳头高度相等或略低一些为好。

(4)在医生的指导下应用:药枕疗法虽然无明显的禁忌证,但使用不当不仅难以取效,还会给身体造成不适,因此应在医生的指导下正确使用。药枕疗法只适宜于轻型颈椎病患者,对于重症患者,药枕只能作为辅助治疗手段。有些患者对药物过敏,若使用药枕后出现头晕头痛、恶心呕吐、荨麻疹、皮肤潮红发痒等,应停止使用。孕妇则应禁止使用辛香、活血、通经之药物。由于药枕疗法显效较慢,常需1周或更长的时间方能见效,所以使用药枕不能急于求成,要有耐心,做到持之以恒,缓图以功。

(5)注意与其他疗法配合:药枕虽好,但其作用有限,在应用药枕疗法的同时,还应注意与针灸、按摩、牵引、运动等治疗方法配合,以发挥综合治疗的优势,提高临床疗效。

(七)热敷疗法

热敷法是将发热的物体放置于患者患处或机体某一特定部位(如穴位),通过皮肤传热于机体以达到调治疾病为目的的一种独特防病治病方法,也是人们常用的自我调治慢性伤痛的方法之一。

热敷法能使局部的毛细血管扩张,血液循环加速,肌肉松弛,能疏通经络、流畅气血,具有活血化瘀、驱除寒湿、缓解痉挛、减轻疼痛、消除疲劳等作用。热敷法确能调治颈椎病,颈椎病患者通过适当的热敷,可解除颈项部肌肉痉挛,改善

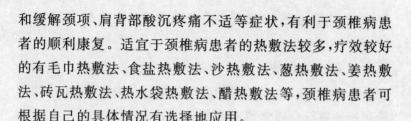

二、颈椎病中医疗法

和缓解颈项、肩背部酸沉疼痛不适等症状,有利于颈椎病患者的顺利康复。适宜于颈椎病患者的热敷法较多,疗效较好的有毛巾热敷法、食盐热敷法、沙热敷法、葱热敷法、姜热敷法、砖瓦热敷法、热水袋热敷法、醋热敷法等,颈椎病患者可根据自己的具体情况有选择地应用。

1. 毛巾热敷法 先把毛巾浸在热水盆内,取出并拧至半干,用手腕掌测试其温度是否适当,把温度适当的热毛巾敷于颈项肩背部,敷时还应询问患者是否感到烫。毛巾上面可再盖一棉垫,以免热气散失。同时,要准备两块毛巾,以便交替使用。大约每 5 分钟换 1 次毛巾,每次热敷 15～20 分钟,每日 1～2 次。

2. 食盐热敷法 选择颗粒大小均匀,没有杂质的食盐适量,倒入铁锅中,用文火慢慢加热,边加热边搅拌,待温度在 55℃～60℃时,倒入布袋内,将口扎好,敷于颈项肩背部。通常每次热敷 15～20 分钟,每日 1～2 次。

3. 沙热敷法 取适量的细沙,放在铁锅内炒热,用布包裹后,趁热敷于颈项肩背部,以患者感到舒适、能耐受为度。通常每次热敷 15～20 分钟,每日 1～2 次。

4. 葱热敷法 取适量新鲜葱白,捣烂后放入铁锅内炒热,用布包裹、扎紧,趁热置于颈项肩背部热敷。通常每次热敷 15～20 分钟,每日 1～2 次。

5. 姜热敷法 取适量生姜(不去皮),洗净后捣烂,挤出一些姜汁,倒入碗中备用。将姜渣放在锅中炒热,用纱布包裹扎好口,在颈项肩背部热敷,姜渣包凉后,再倒入锅中加些姜汁,炒热后再敷,如此反复进行。通常每次热敷 15 - 20 分钟,每日 1～2 次。

6. 砖瓦热敷法 取适宜的青砖或瓦片,置炭火或煤火中烘热,用布包裹,以适当的温度热敷颈项肩背部,可用两组砖瓦轮流进行。通常每次热敷 15～20 分钟,每日 1～2 次。

7. 热水袋热敷法 选取大小合适的热水袋,首先检查热水袋有无漏气,然后将热水(60℃～70℃)装至热水袋容量的 2/3,排出气体,旋紧袋口,擦干袋外面的水,装入布套内或用布包好待用。热敷时去掉布套或包布,直接敷于颈项肩背部。通常每次热敷 15～20 分钟,每日 1～2 次。

8. 醋热敷法 取适量食盐放入铁锅内爆炒,再取适量陈醋洒入食盐内,边洒边搅动,要求搅拌均匀,醋洒完后再略炒一下,倒在事先准备好的布包内,趁热敷于颈项肩背部。通常每次热敷 15～20 分钟,每日 1～2 次。

9. 中药热熨法 中药热熨法是指选用具有温经、散寒、行气、活血、止痛作用的中药,将其加热后熨敷于局部,借助热力作用以治疗疾病的方法。用于治疗颈椎病的中药热熨方较多,下面选择临床较常用的一一列举。

处方一

【药　物】 当归、白附子、白僵蚕各 30 克,全蝎 10 克,细辛 5 克,白酒适量。

【操　作】 将上药分别研为粗末,搅拌混匀,然后放入锅中,炒至烫手时,烹上白酒,再稍炒片刻,装入布袋中,热熨颈项部,凉后可再加热。

【用　法】　通常每次热熨 20～30 分钟,每日 2 次。

处方二

【药　物】　当归、川芎、白芍各 50 克,红花 20 克,桂枝、菊花各 15 克,米醋适量。

【操　作】　将上药分别研为粗末,一同放入锅中,用大火翻炒至烫手时,烹上米醋再稍炒片刻,装入布袋中,热熨颈项部,凉后可再加热。

【用　法】　通常每次热熨 20～30 分钟,每日 1～2 次。

处方三

【药　物】　当归、川芎、姜黄、羌活、红花、白芷、防风、乳香、没药、续断、木瓜、透骨草、威灵仙、桂枝、细辛各 10 克。

【操　作】　将上述药物研为粗末,分成 2 份,分别装入两个缝好的长方形棉布袋内扎口。用时每袋洒白酒约 30 毫升,水 20 毫升,放在蒸锅中干蒸 20 分钟,热熨颈项部,两药袋轮换使用。药袋用后挂于通风处,次日再用时方法同前,可连用 3 日。

【用　法】　通常每次热熨 20～30 分钟,每日 2 次,6～9 日为 1 个疗程。

处方四

【药　物】　秦艽、当归、白芍、鸡血藤、艾叶各 50 克,桂枝、牡丹皮各 20 克,细辛 5 克,白酒适量。

【操　作】　将上药分别研为粗末,一同放入锅中,用大火翻炒至烫手时,烹上白酒再稍炒片刻,装入布袋中,热熨颈项部,凉后可再加热。

【用　法】　通常每次热熨 20～30 分钟,每日 1～2 次。

处方五

【药　物】　透骨草、当归各 30 克,牡丹皮、红花、独活各 20 克,晚蚕沙 200 克。

【操　作】　将透骨草、当归、牡丹皮、红花、独活分别研为粗末,与晚蚕沙混匀后一同装入布袋中,用大火蒸热后取出,热熨颈项部。可一个药袋反复进行,也可两个药袋交替使用。

【用　法】　通常每次热熨 20～30 分钟,每日 1～2 次。

处方六

【药　物】　天南星、生川乌、生草乌、羌活、苍术、姜黄、半夏各 20 克,白附子、白芷、乳香、没药各 10 克,红花、细辛各 6 克,白胡椒 30 粒,食醋、蜂蜜、白酒、葱白、生姜各适量。

【操　作】　将天南星、生川乌、生草乌、羌活、苍术、姜黄、半夏、白附子、白芷、乳香、没药、红花、细辛、白胡椒共研为粗末,加食醋、蜂蜜、白酒、葱白、生姜捣烂,炒热后装入布袋中,热熨颈项部,凉后可再加热。

【用　法】　通常每次热熨 20～30 分钟,每日 1～2 次,5～7 日为 1 个疗程。

处方七

【药　物】　晚蚕沙 1 500 克。

【操　作】　将晚蚕沙平均分成 2 份,分别装入两个布袋中,放入锅中,大火蒸热后取出,趁热把药袋放在颈项部来回热熨,两个药袋交替使用。

【用　法】　通常每次热熨 20～30 分钟,每日 1～2 次。

处方八

【药　物】　晚蚕沙 500 克,羌活、红花、川芎、当归、虎杖各 50 克,白芷 20 克,细辛 5 克。

【操　作】　将羌活、红花、川芎、当归、虎杖、白芷、细辛分别研为粗末,与晚蚕沙混匀后,平均分成 2 份,分别装入两个布袋中,大火蒸热后取出,热熨颈项部。开始时药袋较烫,可一提一放地热熨,待药袋温度降低后,可慢慢地移动、轻按不动,温度再低时就迅速调换另一个药袋。如此边热熨边换,反复操作。

【用　法】　通常每次热熨 20～30 分钟,每日 1～2 次,5～7 日为 1 个疗程。

处方九

【药　物】　小茴香 30 克,晚蚕沙 200 克,食盐 100 克,白酒适量。

【操　作】　将小茴香、晚蚕沙、食盐一同放入锅中,用大火翻炒至烫手时,烹上白酒再稍炒片刻,装入布袋中,热熨颈项部,凉后可再加热。

【用　法】　通常每次热熨 20～30 分钟,每日 1～2 次。

处方十

【药　物】　制川乌、制草乌、制附子各 12 克,乳香、没药、当归、生姜、大葱各 15 克,延胡索、防风各 60 克,红花 20 克,桂枝 10 克,三七 18 克,透骨草 24 克,甘草 9 克。

【操　作】　将上药(生姜、大葱除外)共研为粗末,分成 2 份,每次取 1 份,掺入捣烂的生姜和大葱(生姜和大葱也分成 2 份,每次取 1 份),炒热后装入布袋中,热熨颈项部,两药袋轮换使用。

【用　法】　通常每次热熨 20~30 分钟,每日 1~2 次,7~10 日为 1 个疗程。

10. 热敷注意事项

(1)颈椎病急性期疼痛症状明显者不宜热敷治疗,有皮肤破损、湿疹等疾病者忌用热敷疗法。

(2)应用热敷法调治颈椎病关键在于一个"热"字,尽可能以适宜的温度进行热敷,并注意防止烫伤皮肤。

(3)在热敷以后,应立即擦干、擦净皮肤,穿好衣服,注意保暖,防止局部风寒侵袭和受凉感冒。

(八)熏洗疗法

1. 熏洗疗法的药物选择　一般可以内服治疗颈椎病的中药都可以用来作熏洗疗法,但可以用作熏洗疗法的中药却不一定可以用作内服。颈椎病患者熏洗疗法中的药物主要有以下几种。

二、颈椎病中医疗法

（1）活血化瘀药：活血化瘀药具有活血散痹，消肿止痛作用。临床经常应用于骨折及软维织损伤，局部肿痛，关节疼痛及肢体活动功能障碍等疾病。各型颈椎病患者均可以使用这类中药。常用的活血化瘀药有红花、苏木、姜黄、赤芍、牡丹皮、乳香、没药、当归及黄酒等。

（2）祛风通络药：祛风通络药具有祛风除湿，通络止痛等功效。临床可以应用于风湿性和类风湿关节炎、关节肿痛、肢体活动障碍、各种软组织损伤、皮肤瘙痒、湿疹等疾病，颈椎病也是适应证。常用的祛风通络药有透骨草、五加皮、威灵仙、海桐皮、桑枝、鸡血藤、路路通、寻骨风、松节等。

（3）解表散风药：解表散风药具有疏通腠理，发散表邪的作用。临床上多应用于一些急性及表浅的疾病。软组织损伤、关节疼痛、肢体功能障碍及皮肤病等都可以使用。颈椎病疼痛急性发作时也可以使用这类药物。常用的解表散风药有桂枝、防风、羌活、荆芥、白芷、麻黄、菊花、细辛、生姜、葱白等。

（4）麻醉镇痛药：麻醉镇痛药具有麻醉镇痛，解毒消肿作用。临床广泛应用于软组织损伤、骨折、局部瘀血肿痛、风湿性和类风湿关节炎等疾病。颈椎病熏洗方中麻醉镇痛药也是很常见的。常用的麻醉镇痛药有生川乌、生草乌、生半夏、生胆南星、三棱、莪术等。麻醉镇痛药中有不少带有毒性，不可使用过多，皮肤破损的患者也应该注意。生川乌、生草乌、生半夏、生胆南星这 4 味药，有些书中称之为四猛将，毒性大，市面上难以购买到，一般多在医院中使用，比较安全。

2. 颈椎病的熏洗方

葛根洗方

【组　成】　葛根 40 克,荆芥、桑枝、桂枝、五加皮、丹参、威灵仙、防风、当归各 30 克。

【用　法】　将药倒入盆内,加水 3 000 毫升,稍浸渍后煎沸几分钟,用毛巾蘸药水趁热洗敷颈肩部,洗后擦干。每天洗 2 次,每次 30 分钟。1 剂药可反复洗 3 日。麻木甚者,加细辛 15 克,川椒 30 克;疼痛重者,加乳香 15 克,白芍 20 克。

羌归洗方

【组　成】　炙川乌、地龙、木通、萆薢、羌活、当归、乌梅、炒艾叶、五加皮、防风、川椒各 30 克,生姜 150 克。

【用　法】　上药可用纱布包裹,水煎沸后 5 分钟取液,趁热熏蒸患处,稍凉后用药液浴洗患部,并轻揉患部。每日 1~2 次,每剂药用 5~7 日。

透骨草洗方

【组　成】　全蝎 15 克,蜈蚣 10 条,透骨草 50 克,桂枝 10 克,没药 10 克,虎杖 30 克,红花 20 克。

【用　法】　上药加水 1 500 毫升,浸泡 1 小时,用大火煎开 20 分钟,捞出药渣,将患部放在药汤上趁热熏洗,以汗出为度,然后用毛巾蘸药液敷患处,再将患处放于温药液中泡半小时。每晚睡前治疗 1 次,每剂药用 5 次,10 次为 1 个疗程。

3. 注意事项

(1)冬季熏洗时,应注意保暖,夏季要避风。熏洗后皮肤毛细血管会扩张,血液循环旺盛,引起出汗,必须待汗止并穿好衣服后再外出,以免感受风寒,引起感冒等病症。

(2)药汤温度要适宜,不可太热,以免烫伤皮肤,也不可太冷而影响疗效,甚至产生不良刺激。要根据年龄、病情、部位具体而定,一般以不烫手或能耐受而定。如果熏洗时间较久,药汤变凉时,需再加热。只有持续温热熏洗,才能收到良好的治疗效果。

(3)夏季要当日煎汤当日使用,煎汤不可过夜,以免发霉变质,影响治疗效果和发生不良反应。

(4)在熏洗过程中,如患者感到头晕不适,应停止洗浴,卧床休息。

(5)应随时注意病情变化,如熏洗无效或病情反而加重者,则应停止熏洗,改用其他方法治疗。有效则应坚持用药,切忌用用停停,影响疗效。

对于有急性传染病、重症心脏病、高血压病、脑动脉硬化症、肾脏病等疾病的患者,妇女妊娠及月经期间,饱食、饥饿,以及过度疲劳时,均不宜使用熏洗疗法。

(九)中医药物疗法

1. 常用的中草药

巴戟天

【性味归经】 辛、甘、微温,入肾经。

【功效与应用】 补肾阳,强筋骨,祛风湿。适用于肾虚遗精,颈腰膝酸痛,筋骨痿软患者。

【用法用量】 10～15克,水煎服。

大 枣

【性味归经】 甘、温,入脾、胃经。

【功效与应用】 补中益气,养血安神,缓和药性。适用于骨伤,脾胃虚弱而倦怠无力,心脾受损,食少胀满患者。

【用法用量】 10～15克,水煎服。

鳖 甲

【性味归经】 咸、寒,入肝、肾经。

【功效与应用】 滋阴潜阳,软坚散结。适用于阴虚潮热,骨蒸盗汗,热病伤阴,颈腰腿病患者。

【用法用量】 10～30克,煎汤服。

白花蛇

【性味归经】 甘、咸、温,有毒,入肝经。

【功效与应用】 祛风湿,活络,定惊。适用于风湿痹痛,筋脉拘挛,口眼㖞斜,半身不遂,肢体麻木等患者。

【用法用量】 3～10克,水煎服。

白 术

【性味归经】 甘、苦、温,入脾胃经。

【功效与应用】 补脾益气,燥湿利水,止汗安胎。适用于气血亏损,脾胃虚弱,寒湿疼痛,颈腰肌劳损患者。

【用法用量】 5～15克,水煎服。

二、颈椎病中医疗法

白　芍

【性味归经】　苦酸、微寒，入肝、脾经。

【功效与应用】　养血敛阴，平肝，缓急止痛。适用于阴虚血亏，血虚肝旺，肝脾不和，肝气不舒，营阴不固等症。

【用法用量】　10～30克，水煎服。

补骨脂

【性味归经】　苦、辛、温，入肾、脾经。

【功效与应用】　补肾壮阳，温脾止泻。适用于肾阳虚，阳痿遗精，肾虚颈腰膝酸痛患者。

【用法用量】　5～10克，水煎服。

川　芎

【性味归经】　辛、温，入肝、胆、心包经。

【功效与应用】　活血行气，祛风止痛。适用于头痛，风湿痹痛，心绞痛，缺血性脑血管病，瘀阻腹痛患者。

【用法用量】　5～10克，水煎服。

穿山甲

【性味归经】　咸、寒，入肝、胃经。

【功效与应用】　活血通经，下乳，消肿，排脓。适用于损伤血瘀，积聚疼痛，风湿痹痛，癥瘕痞块，瘰疬等患者。

【用法用量】　3～10克，研末服。

臭梧桐

【性味归经】　辛、苦、甘、凉，入肝经。

【功效与应用】 祛风湿,除痹痛。适用于风湿痹痛,肢体麻木,半身不遂,高血压等症。

【用法用量】 5～15 克,水煎服。

杜 仲

【性味归经】 甘、温,入肝、肾经。

【功效与应用】 补肝肾,强筋骨,安胎。适用于肝肾不足,腰膝酸痛,下肢痿软,胎动不安患者。

【用法用量】 10～15 克,水煎服。

党 参

【性味归经】 甘、平,入肺、脾经。

【功效与应用】 补中益气。适用于脾肺气虚之证。

【用法用量】 6～30 克,水煎服。

丹 参

【性味归经】 苦、微寒,入心、心包、肝经。

【功效与应用】 活血化瘀,凉血消痈,养血安神。适用于颈椎病引起的肢体疼痛、闭经、痛经、瘀滞腹痛、心痛等症。

【用法用量】 10～15 克,水煎服。

当 归

【性味归经】 甘、辛、温,入肝、心、脾。

【功效与应用】 补血活血,调经止痛,润肠通便。适用于体虚血亏,瘀滞疼痛,风湿痹痛,月经不调等患者。

【用法用量】 5～15 克,水煎服。

土鳖虫

【性味归经】　咸、寒,有小毒,入肝经。

【功效与应用】　破血逐瘀,续筋接骨。适用于骨伤疼痛,颈腰腿扭伤,闭经,产后瘀阻,癥瘕等患者。

【用法用量】　5～10克,研末服。

独　活

【性味归经】　辛、苦、温,入肝、肾、膀胱经。

【功效与应用】　祛风湿,止疼痛,解表。适用于颈腰腿病,风湿痹痛,风寒表证患者。

【用法用量】　5～10克,水煎服。

阿　胶

【性味归经】　甘、平,入肺、肝、肾经。

【功效与应用】　补血止血,滋阴润肺。适用于损伤失血,血虚萎黄,眩晕,心悸,贫血,虚劳,咯血等患者。

【用法用量】　5～10克,烊化冲服。

茯　苓

【性味归经】　甘、淡、平,入心、脾、肾经。

【功效与应用】　利水渗湿,健脾补中。适用于各型颈椎病脾肾虚弱,水湿停滞,上腹胀满等患者。

【用法用量】　10～15克,煎汤服。

防　己

【性味归经】　苦、辛、寒,入膀胱、肾、脾经。

【功效与应用】 祛风湿,止疼痛,利水。适用于各型颈椎病性肢体麻木疼痛,风湿痹痛,脚气水肿患者。

【用法用量】 5~15克,水煎服。

狗 脊

【性味归经】 苦、甘、温,入肝、肾经。

【功效与应用】 补肝肾,续筋骨,祛风湿。适用于肝肾虚损,增生性脊椎炎,外感风寒湿邪患者。

【用法用量】 10~15克,水煎服。

枸 杞

【性味归经】 甘、平,入肝、肾、肺经。

【功效与应用】 滋阴补肾,益精明目。适用于肝肾不足,精血亏损,腰膝痿软,阳痿,颈胀目眩患者。

【用法用量】 5~15克,煎汤服。

龟 甲

【性味归经】 甘、咸、寒,入肝、肾经。

【功效与应用】 滋阴潜阳,益肾健骨,养血补心。适用于肝肾亏损,筋骨不健,颈腰膝痿弱无力,阴虚阳亢患者。

【用法用量】 10~30克,煎汤服。

骨碎补

【性味归经】 苦、温,入肝、肾经。

【功效与应用】 补肝肾,续筋骨,活血止痛。适用于跌打损伤,筋骨烧痛,肾虚性颈腰痛患者。

【用法用量】 10～20克,水煎服。

海风藤

【性味归经】 辛、苦、微温,入肝经。

【功效与应用】 祛风湿,通经络。适用于风湿痹痛,关节不利,筋脉拘挛,颈腰膝疼痛患者。

【用法用量】 5～10克,水煎服。

黄 芪

【性味归经】 甘、微温,入肺、脾经。

【功效与应用】 补气升阳,益卫固表,托毒生肌。适用于气血亏损,脾胃虚弱,软组织劳损等患者。

【用法用量】 10～30克,水煎服。

虎 杖

【性味归经】 苦、寒,入肝、脾、肺经。

【功效与应用】 活血定痛,清热利湿,解毒化痰,止痛。适用于风湿痹痛,骨伤痛,经闭,湿热黄疸,淋浊,烫伤,肺热咳嗽等患者。

【用法用量】 10～30克,水煎服。

何首乌

【性味归经】 苦、甘、涩、温,入肝、肾经。

【功效与应用】 补益精血,通便解毒。适用于精血亏虚,颈腰膝痿软,以及头昏目眩,高血压,冠心病患者。

【用法用量】 10～30克,水煎服。

胡桃仁

【性味归经】 甘、温,入肾、肺、大肠经。

【功效与应用】 补肾益精,温肺定喘,润肠通便。适用于肾虚精亏,腰足痿软,肺肾虚喘咳嗽患者。

【用法用量】 10～30 克,煎汤服。

红 花

【性味归经】 辛、温,入心、肝经。

【功效与应用】 活血化瘀,通调经脉。适用于损伤疼痛,关节疼痛,冠心病,心绞痛,痛经,瘀阻腹痛患者。

【用法用量】 3～10 克,水煎服。

木 瓜

【性味归经】 酸、温,入肝、脾经。

【功效与应用】 舒筋活络,化湿和胃。适用于颈腰腿痛,风湿痹痛,筋脉拘挛,脚气肿痛等患者。

【用法用量】 10～15 克,水煎服。

鸡血藤

【性味归经】 苦、微甘、温,入肝经。

【功效与应用】 补血行血,舒筋活络。适用于颈腰腿痛,损伤瘀血,疼痛,肢体麻木,贫血,风湿痹痛患者。

【用法用量】 20～30 克,水煎服。

姜 黄

【性味归经】 辛、苦、温,入肝、脾经。

【功效与应用】 破血化瘀,通经止痛。适用于气滞血瘀,风湿痹痛,红肿热痛,属阳证者。

【用法用量】 5～15克,水煎服。

降 香

【性味归经】 辛、温,入心、肝经。

【功效与应用】 活血散瘀,止血定痛。适用于损伤性胸胁作痛,冠心病,心绞痛等患者。

【用法用量】 3～6克,研末服。

鹿 茸

【性味归经】 甘、咸、温,入肝、肾经。

【功效与应用】 补肾阳,益精血,强筋健骨。适用于肾虚精亏,颈腰筋骨痿软。

【用法用量】 1～2克,研粉冲服。

络石藤

【性味归经】 苦、微寒,入心、肝经。

【功效与应用】 祛风通络,凉血消肿。适用于风湿痹痛,筋脉拘挛,脚气肿痛,吐泻转筋等患者。

【用法用量】 10～15克,水煎服。

没 药

【性味归经】 苦、平,入心、肝、脾经。

【功效与应用】 活血止痛,消肿生肌。适用于痛经,闭经,胃痛,腹痛,骨伤痛,痈疽,肠痈等患者。

【用法用量】 3～10克,水煎服。

女贞子

【性味归经】 甘、苦、平,入肝、肾经。

【功效与应用】 补肝肾,强颈腰膝,明目。适用于肝肾阴虚,颈腰膝酸软,头昏,精血患者。

【用法用量】 10～15克,水煎服。

牛 膝

【性味归经】 苦、酸、平,入肝、肾经。

【功效与应用】 活血通经,舒利关节,补肝肾,强筋骨。适用于血瘀凝滞,湿阻筋脉,阴虚火旺,头痛头晕,中风患者。

【用法用量】 10～15克,水煎服。

秦 艽

【性味归经】 辛、苦、微寒,入胃、胆、肝经。

【功效与应用】 祛风湿,舒筋络,清虚热。适用于颈腰腿痛,周身关节拘挛,手足不遂,骨蒸潮热患者。

【用法用量】 5～15克,水煎服。

肉苁蓉

【性味归经】 甘、咸、温,入肾、大肠经。

【功效与应用】 补肾阳,益精血,润肠通便。适用于肝肾不足,筋骨痿弱,肠燥便秘患者。

【用法用量】 10～20克,水煎服。

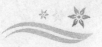

乳 香

【性味归经】 辛、苦、温,入心、肝、脾经。

【功效与应用】 活血止痛,消肿生肌。适用于痛经,胃脘痛,风湿痹痛,骨伤痛,痈疽肿痛患者。

【用法用量】 3～10克,水煎服。

锁 阳

【性味归经】 甘、温,归肝、肾、大肠经。

【功效与应用】 补益肝肾,润肠通便。适用于肝肾不足,精血亏虚,筋骨痿弱,滑泄阳痿患者。

【用法用量】 10～15克,水煎服。

熟地黄

【性味归经】 甘、微温,入肝、肾经。

【功效与应用】 养血滋阴,补益精髓。适用于各种血虚证,肝肾阴虚,阴虚火旺,骨蒸潮热等患者。

【用法用量】 10～30克,水煎服。

桑 枝

【性味归经】 苦、平,入肝经。

【功效与应用】 祛风通络。适用于风湿痹痛,四肢拘挛,关节不利等患者。

【用法用量】 10～30克,水煎服。

桑寄生

【性味归经】 苦、平,入肝、肾经。

【功效与应用】 祛风湿,补肝肾,强筋骨,安胎。适用于风湿痹痛,颈腰膝酸痛,肝肾不足,胎漏,胎动不安患者。

【用法用量】 10～30 克,水煎服。

山 药

【性味归经】 甘、平,入肺、脾、肾经。

【功效与应用】 益气养阴,补脾肺肾。适用于骨伤而肾气不足,梦遗滑精,脾胃虚弱,食少倦怠患者。

【用法用量】 常量 10～30 克,大剂量为 60～250 克,煎服。

三 棱

【性味归经】 苦、平,入肝、脾经。

【功效与应用】 破血化瘀,行气止痛。适用于气滞血瘀的经闭腹痛,癥瘕积聚,脘腹胀痛患者。

【用法用量】 3～10 克,水煎服。

三 七

【性味归经】 苦、平,入肝、胃、经。

【功效与应用】 化瘀止血,活血定痛。适用于各种出血、瘀血证,颈、腰部损伤肿痛,心绞痛等患者。

【用法用量】 3～10 克,研末服。

桃 仁

【性味归经】 苦、平,入心、肝、肺、大肠经。

【功效与应用】 活血祛瘀,润肠通便。适用于跌打瘀阻疼痛,痛经,闭经,产后瘀滞腹痛,癥瘕,肺痈,肠痈等患者。

【用法用量】 6～10克,水煎服。

仙 茅

【性味归经】 辛、热,有小毒,入肝、肾经。

【功效与应用】 补肾助阳,强壮筋骨,祛风除湿。适用于肝肾不足,命火衰微,阳痿遗精,筋骨不健患者。

【用法用量】 3～10克,水煎服。

豨莶草

【性味归经】 苦、寒,入肝、肾经。

【功效与应用】 祛风湿,通经络,清热解毒。适用于风湿痹证,骨节疼痛,四肢麻木,脚弱无力,手足不遂等患者。

【用法用量】 10～15克,水煎服。

续 断

【性味归经】 苦、甘、辛、微温,入肝、肾经。

【功效与应用】 补肝益肾,强筋续骨,安胎止漏。适用于肝肾亏损,颈腰膝无力患者。

【用法用量】 10～20克,水煎服。

淫羊藿

【性味归经】 辛、甘、温,入肝、肾经。

【功效与应用】 补肾壮阳,强筋骨,祛风湿。适用于肝肾不足,腰膝冷痛,阳痿遗精,筋骨不健患者。

【用法用量】 3～15克,水煎服。

延胡索

【性味归经】 辛、苦、温,入心、肝、脾经。

【功效与应用】 活血,行气,止痛。适用于气血凝滞,心腹及肢体疼痛,颈腰腿痛等患者。

【用法用量】 5～10克,研末服。

薏苡仁

【性味归经】 甘、淡、微寒,入脾、胃、肺、肾经。

【功效与应用】 利湿健脾,祛湿除痹,清热排脓。适用于颈腰腿痛,脾虚湿胜关节不利,水肿脚气,风湿痹痛,筋脉拘急,肺痈等患者。

【用法用量】 10～40克,煮粥食。

郁 金

【性味归经】 辛、苦、寒,入心、肝、胆经。

【功效与应用】 活血止痛,行气解郁,凉血,利胆。适用于肝气郁滞,血瘀内阻,湿温病毒,肝郁化热等患者。

【用法用量】 6～12克,水煎服。

莪 术

【性味归经】 辛、苦、温,入肝、脾经。

【功效与应用】 破血化瘀,行气止痛。适用于气滞血瘀,经闭腹痛,癥瘕积聚,脾运失常患者。

【用法用量】 3～10克,水煎服。

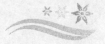

五加皮

【性味归经】 辛、苦、温,入肝、肾经。

【功效与应用】 祛风湿,强筋骨。适用于风湿痹痛,四肢拘挛,腰膝软弱,水肿患者。

【用法用量】 5～10克,水煎服。

威灵仙

【性味归经】 辛、咸、温,入膀胱经。

【功效与应用】 祛风湿,通经络,止痹痛。适用于风湿痹痛,肢体麻木,筋脉拘挛,关节屈伸不利等患者。

【用法用量】 5～10克,水煎服。

五灵脂

【性味归经】 苦、甘、温,入肝经。

【功效与应用】 活血止痛,化瘀止血。适用于血瘀痛证,瘀血性出血患者。

【用法用量】 3～10克,包煎。

紫河车

【性味归经】 甘、咸、温,入肝、肺、肾经。

【功效与应用】 补肾益精,益气养血。适用于肌肉萎缩,虚劳久咳,腰膝痿软患者。

【用法用量】 2～3克,研粉冲服。

泽 兰

【性味归经】 苦、辛、微温,入肝、脾经。

【功效与应用】 活血化瘀,行水消肿。适用于损伤性疼痛,小便不利,身面水肿,血脉瘀滞,痛证等患者。

【用法用量】 10～15克,水煎服。

2. 常用中成药

安神补心胶囊

【原料组成】 丹参、五味子、石菖蒲、菟丝子、合欢皮、首乌藤、珍珠母、女贞子、生地黄、墨旱莲。

【功效与应用】 滋阴养血,镇静安神。适用于气血不足、心失所养,以及阴虚火旺引起的头晕耳鸣、心烦失眠、心悸等症。治疗颈椎病适宜于以头晕耳鸣、心悸为主要表现者。

【用法用量】 每次4粒(每粒0.5克),每日3次,温开水送服。

痹痛宁胶囊

【原料组成】 马钱子粉、全蝎、僵蚕、麻黄、川牛膝、刺五加浸膏。

【功效与应用】 祛风除湿,消肿定痛。适用于寒湿阻络引起的颈椎病、肩周炎、类风湿关节炎、腰腿疼痛、四肢麻木等症。

【用法用量】 每次2～3粒(每粒0.3克),每日3次,饭后温开水送服。

跌打丸

【原料组成】 当归、土鳖虫、川芎、没药、乳香、自然铜各适量。

【功效与应用】 活血化瘀,消肿止痛。适用于跌打损伤、骨折等瘀血作痛等症,也用于颈部急性扭伤、落枕及颈椎病急性发作期。

【用法用量】 每次1~2丸,每日2~3次。

风湿镇痛片

【原料组成】 丁公藤、黑老虎、桑寄生。

【功效与应用】 丁公藤辛温祛风胜湿、舒筋活络、消肿止痛为君;黑老虎活血化瘀、行气止痛为臣;桑寄生补肝肾、强筋骨为佐使。适用于各种痹证、颈椎病、肩周炎等症。

【用法用量】 每次4~5片,每日3次,温开水送服。

骨刺消痛液

【原料组成】 川乌、木瓜、威灵仙、乌梅、牛膝、桂枝各适量。

【功效与应用】 祛风通络,活血止痛。适用于颈椎、腰椎、四肢关节骨质增生引起的酸胀、麻木、疼痛、活动受限,对类风湿也有效。

【用法用量】 每次10~15毫升,每日2次,加水稀释后服。

骨折挫伤散

【原料组成】 猪下颌骨、黄瓜子、红花、大黄、当归、血竭、没药、乳香、土鳖虫各适量。

【功效与应用】 舒筋活络,接骨止痛,消肿散瘀。适用于各型颈椎病急性发作期,肿痛明显者亦有良效。

【用法用量】 每次10粒,每日2~3次。

虎骨木瓜丸

【原料组成】 当归、人参、青风藤、牛膝、海风藤、狗骨、木瓜、白芷、威灵仙、川芎、制川乌、制草乌各适量。

【功效与应用】 舒筋活络，散风止痛。适用于感受风寒引起的颈肩腰腿痛，手足麻木，腿脚拘挛，筋骨无力，行步艰难患者。

【用法用量】 每次1～2丸，每日2次。

骨刺丸

【原料组成】 制川乌、制草乌、细辛、白芷、当归、萆薢、红花、秦艽、薏苡仁、制南星、穿山龙、牛膝、甘草各适量。

【功效与应用】 祛风散寒，除湿，活血止痛。适用于损伤后期及各种骨质增生症。

【用法用量】 每次1丸，每日2次。

骨刺片

【原料组成】 昆布、骨碎补、党参、桂枝、威灵仙、牡蛎、杜仲叶、鸡血藤、附片、制川乌、制草乌、延胡索、白芍、三七、马钱子粉。

【功效与应用】 散风邪，祛寒湿，舒筋活血，通络止痛。适用于颈椎、胸椎、腰椎、跟骨等骨关节增生性疾病，对风湿性、类风湿关节炎也有一定疗效。治疗颈椎病尤其适宜于风寒湿痹型、太阳督脉型，以及气滞血瘀型患者。

【用法用量】 每次3片（每片0.3克），每日3次，温开水送服。

二、颈椎病中医疗法

虎力散胶囊

【原料组成】　制草乌、三七、断节参、白云参。

【功效与应用】　祛风除湿,舒筋活络,消肿定痛。适用于风湿麻木,筋骨疼痛,跌打损伤,创伤流血患者。治疗颈椎病尤其适宜于风寒湿痹型、气滞血瘀型患者。

【用法用量】　每次1粒(每粒0.3克),每日1~2次,黄酒或温开水送服。

骨质增生丸

【原料组成】　熟地黄、肉苁蓉、骨碎补、鹿衔草、鸡血藤、莱菔子等。

【功效与应用】　肾主骨,骨质增生为肾虚的病变,熟地黄滋补肾精为君药;肉苁蓉、骨碎补、鹿衔草补肾活血祛风,共为臣药;鸡血藤通经活络为佐;莱菔子消食理气为使;共奏补肾活瘀之功。适用于颈椎病、腰椎骨质增生、跟骨刺病等。

【用法用量】　每次1~2丸(3.5~7克),每日2次,温开水送服。

健步壮骨丸

【原料组成】　狗骨、木瓜、枸杞子、牛膝、人参、龟甲、当归、杜仲、附子、羌活、补骨脂各适量。

【功效与应用】　祛风散寒,除湿通络。适用于四肢疼痛,筋骨痿软,腰酸腿痛,肾寒湿重等患者。对于脊髓型颈椎病效果较好。

【用法用量】　每次1丸,每日2次。

颈椎 2 号

【原料组成】 白芍、甘草、葛根、川续断、牛膝、乳香、没药、伸筋草、桃仁、红花、生地黄、狗脊。

【功效与应用】 活血化瘀,理气止痛,强筋骨,疗伤消肿。适用于颈椎间盘突出症、神经根型及混合型颈椎病伴有明显麻木疼痛者。

【用法用量】 每次 5 片,每日 3 次。

金匮肾气丸

【原料组成】 熟地黄、淮山药、山茱萸、牡丹皮、茯苓、泽泻、附子、桂枝各适量。

【功效与应用】 温补肾阳,健筋壮骨。适用于脊髓型颈椎病晚期。

【用法用量】 每次 1 丸,每日 2~3 次。

抗骨增生片

【原料组成】 熟地黄、肉苁蓉、骨碎补、鸡血藤、淫羊藿、莱菔子各适量。

【功效与应用】 补肝肾,强筋骨,活血利气止痛。适用于各型颈椎病、增生性脊椎炎等骨质增生症。

【用法用量】 每次 2 片,每日 2 次。

六味地黄丸

【原料组成】 熟地黄、淮山药、山茱萸、牡丹皮、泽泻、茯苓各适量。

【功效与应用】 滋补肝肾。适用于腰痛足酸,虚热咳嗽,头晕耳鸣,憔悴消瘦等症。

【用法用量】 每次 1 丸,每日 2 次,温开水送服。

疏风定痛丸

【原料组成】 麻黄、乳香、没药、千年健、钻地风、桂枝、牛膝、木瓜、自然铜、杜仲、防风、羌活、独活、炙马钱子、甘草各适量。

【功效与应用】 祛风散寒,活血止痛。适用于风寒麻木,四肢作痛,腰腿寒痛,足膝无力,跌打损伤,血瘀作痛等患者。

【用法用量】 每次 1 丸,每日 2 次。

舒络养肝丸

【原料组成】 羌活、独活、川芎、防风、秦艽、麻黄、青风藤、海风藤、追地风、乳香、没药、当归、延胡索、苍术、怀牛膝、木瓜、代赭石、续断、杜仲炭、甘草、白芍、柴胡、香附、木香、厚朴、制马前子。

【功效与应用】 散风通络,活血止痛。适用于风寒湿痹引起的关节肌肉疼痛,肢体麻木疼痛,屈伸不利,胁腹胀痛及跌打损伤等症。治疗颈椎病适宜于风寒湿痹型、太阳督脉型,以及气滞血瘀型患者。

【用法用量】 每次 2 丸(每丸 3 克),每日 2 次,黄酒或温开水送服。

舒筋活络丸

【原料组成】 五加皮、胆南星、川芎、豨莶草、桂枝、地枫

皮、独活、牛膝、当归、木瓜、威灵仙、羌活。

【功效与应用】 祛风除湿、舒筋活络。适用于风寒湿型颈椎病、痰湿型颈椎病、肩周炎、风湿痹痛、腰痛等症。

【用法用量】 每次1丸，每日2次，温开水送服。

伸筋丹胶囊

【原料组成】 乳香、没药、马钱子、红花、地龙、骨碎补、防己、五加皮。

【功效与应用】 活血化瘀、舒筋活络。适用于血瘀型颈椎病、肩周炎、跌打损伤、筋骨折伤等症。

【用法用量】 每次5粒(0.75克)，每日2次，饭后服用。

散寒活络丸

【原料组成】 乌梢蛇、土鳖虫、地龙、独活、羌活、荆芥、制川乌、制草乌、威灵仙、防风、香附、桂枝。

【功效与应用】 追风散寒，舒筋活络。适用于风寒湿邪引起的肩背疼痛，手足麻木，腰腿疼痛，行走困难等患者。治疗颈椎病适宜于风寒湿痹型、太阳督脉型及痰瘀交阻型患者。

【用法用量】 每次1丸(每丸3克)，每日2次，温开水送服。

天麻丸(胶囊)

【原料组成】 天麻、牛膝、杜仲、当归、羌活、独活、生地黄各适量。

【功效与应用】 祛风除湿，舒筋活络，活血止痛。适用于肢体拘挛、手足麻木、颈肩腰腿酸痛等症。

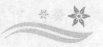

【用法用量】 每次 5 粒,每日 2～3 次。

天麻丸

【原料组成】 天麻、羌活、独活、杜仲、牛膝、草薢、附子、当归、生地黄、玄参。

【功效与应用】 祛风除湿,舒筋通络,活血止痛。适用于肢体拘挛,手足麻木,腰腿酸痛等症。治疗颈椎病适宜于太阳督脉型、气滞血瘀型、痰瘀交阻型,以及风寒湿痹型患者。

【用法用量】 每次 1 袋(每袋 6 克),每日 2～3 次,温开水送服。

天麻头痛片

【原料组成】 天麻、白芷、川芎、荆芥、当归、乳香。

【功效与应用】 养血祛风、散寒止痛。适用颈椎病、头痛、肩周炎等症。

【用法用量】 每次 3～5 片(3～5 克),每日 3 次,温开水送服。

小活络丹

【原料组成】 胆南星、川乌、草乌、地龙、乳香、没药。

【功效与应用】 温经活络、祛风除湿,祛瘀止痛。适用于风寒、痰湿、血瘀型颈椎病,肩周炎、腰腿痛,中风、风湿痹痛等症。

【用法用量】 每次 1 丸(6～9 克),每日 2 次,温开水送服。

养血荣筋丸

【原料组成】 当归、鸡血藤、何首乌、赤芍、续断、桑寄生、威灵仙、伸筋草、透骨草、油松节、补骨脂、党参、白术、陈皮、木香、赤小豆。

【功效与应用】 养血荣筋，祛风通络。适用于气血不足，邪阻筋脉，跌打损伤日久引起的筋骨疼痛，肢体麻木，肌肉萎缩，关节不利，肿胀等症。治疗颈椎病适宜于气血两虚型、肝肾不足型、太阳督脉型，以及气滞血瘀型患者。

【用法用量】 每次1～2丸(每丸9克)，每日2次，温开水送服。

愈风丸

【原料组成】 苍术、白芷、川乌、草乌、天麻、防风、荆芥穗、羌活、独活、麻黄、当归、川芎、石斛、何首乌、甘草。

【功效与应用】 祛风散寒，除湿止痛。适用于风寒湿邪引起的四肢关节疼痛，筋脉拘挛，屈伸不利，沉重难移，手足麻木等症。治疗颈椎病适宜于风寒湿痹型痰瘀交阻型患者。

【用法用量】 每次1丸(每丸9克)，每日2次，黄酒或温开水送服。

正天丸

【原料组成】 钩藤、白芍、川芎、当归、熟地黄、白芷、防风、羌活、桃仁、红花、细辛、独活、麻黄、附片、鸡血藤。

【功效与应用】 疏风活血，养血平肝，通络止痛。适用于外感风邪，瘀血阻络，血虚失养，肝阳上亢引起的多种头痛

（紧张性头痛、颈椎病头痛、经前头痛等）。治疗颈椎病适宜于风寒湿痹型、气滞血瘀型、太阳督脉型及肝肾不足型患者。

【用法用量】 每次 1 袋（每袋 6 克），每日 2～3 次，饭后用温开水送服，15 日为 1 个疗程。

壮骨关节丸

【原料组成】 狗脊、淫羊藿、独活、骨碎补、木香、鸡血藤、续断、熟地黄。

【功效与应用】 补益肝肾，养血活血，舒筋活络，理气止痛。适用于肝肾亏虚、风寒湿痹所致之四肢关节疼痛，肩背、腰腿酸沉拘挛，屈伸不利，沉重难移，手足麻木，以及各种退行性骨关节炎、腰肌劳损出现上述症状者。治疗颈椎病适宜于气血两虚型、肝肾不足型患者。

【用法用量】 每次 6 克，每日 2 次，温开水送服。

壮骨伸筋胶囊

【原料组成】 淫羊藿、熟地黄、鹿衔草、骨碎补、肉苁蓉、鸡血藤、红参、狗骨、茯苓、威灵仙、豨莶草、葛根、延胡索、山楂、洋金花。

【功效与应用】 补益肝肾，强壮筋骨，活络止痛。适用于肝肾亏虚、寒湿阻络所致之四肢关节疼痛，筋脉拘挛，屈伸不利，沉重难移，手足麻木等症。治疗颈椎病适宜于气血两虚型、肝肾不足型患者。

【用法用量】 每次 6 粒（每粒 0.3 克），每日 3 次，温开水送服。

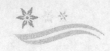

复方热敷散

【原料组成】 川芎、红花、陈皮、柴胡、乌药、独活、干姜、艾叶、侧柏叶、铁粉。

【功效与应用】 祛风散寒,温经通脉,活血化瘀,活络消肿,消炎止痛。适用于骨关节、韧带等软组织的挫伤、损伤和扭伤,骨退行性病变引起的疼痛、水肿和炎症,如关节炎、颈椎病、肩周炎、腰肌劳损、坐骨神经痛等病,也用于胃寒腹痛、妇女痛经及高寒、地下作业者的劳动保护。治疗颈椎病适用于各种类型的患者。

【用法用量】 每次1袋或数袋,外用。用时拆去外包装,将内袋药物搓揉均匀,开始发热后,放在疼痛处熨敷(过热时可另垫衬布),根据病痛随时可使用。

狗皮膏

【原料组成】 生川乌、生草乌、羌活、独活、青风藤、五加皮、防风、威灵仙、苍术、蛇床子、麻黄、高良姜、小茴香、官桂、当归、赤芍、木瓜、苏木、大黄、油松节、续断、川芎、白芷、乳香、没药、冰片、樟脑、丁香、肉桂。

【功效与应用】 祛风散寒,活血止痛。适用于风寒湿邪、气滞血瘀引起的四肢麻木,腰腿疼痛,筋脉拘挛,跌打损伤,闪腰岔气,脘腹冷痛,经行作痛,寒湿带下,积聚痞块等症。治疗颈椎病尤其适宜于风寒湿痹型、气滞血瘀型患者。

【用法用量】 生姜擦净患处皮肤,将膏药加温软化后贴

于患处。

关节镇痛膏

【原料组成】 辣椒、肉桂、秦艽、细辛、桂枝、当归、荆芥、赤芍、丁香、生附子、姜黄、羌活、生草乌、独活、白芷、川芎、防风、青木香、红花、生川乌、薄荷脑、水杨酸甲酯、冰片、樟脑、颠茄流浸膏。

【功效与应用】 祛风除湿,活血止痛。适用于风寒湿痹,关节、肌肉酸痛及扭伤等患者。治疗颈椎病尤其适宜于风寒湿痹型、太阳督脉型、气滞血瘀型患者。

【用法用量】 每次1贴,贴患处。

骨友灵擦剂

【原料组成】 制川乌、威灵仙、防风、蝉蜕、鸡血藤、红花、制何首乌、续断、延胡索、陈醋、白酒。

【功效与应用】 祛风散寒,活血止痛。适用于风寒湿痹,症见关节肿胀、疼痛,屈伸不利等。治疗颈椎病尤其适宜于风寒湿痹型、气滞血瘀型患者。

【用法用量】 每次2～5毫升,每日2～3次,涂于患处,热敷加20～30分钟。

伤友擦剂

【原料组成】 防己、细辛、桂枝、荆芥、樟脑。

【功效与应用】 活血散瘀,消肿止痛。适用于各种闭合性软组织损伤,关节扭伤,瘀血肿痛,以及各种表浅的软组织无菌性炎症。治疗颈椎病适宜于风寒湿痹型及气滞血瘀型

患者。

【用法用量】 每日 4～6 次,涂搽患处。

伤湿止痛膏

【原料组成】 伤湿止痛流浸膏、水杨酸甲酯、薄荷脑、樟脑、芸香浸膏、颠茄流浸膏。

【功效与应用】 祛风湿,活血止痛。适用于风湿关节痛,肌肉痛,以及扭伤肿痛患者。治疗颈椎病适宜于各种类型的患者。

【用法用量】 将患处皮肤洗净擦干后贴于患处。

天和追风膏

【原料组成】 生草乌、麻黄、细辛、羌活、乌药、白芷、高良姜、独活、威灵仙、生川乌、肉桂、红花、桃仁、苏木、赤芍、乳香、没药、当归、蜈蚣、蛇蜕、海风藤、牛膝等。

【功效与应用】 温经通络,祛风除湿,活血止痛。适用于风湿痹痛,腰背酸痛,四肢麻木,经脉拘挛等症。治疗颈椎病适宜于风寒湿痹型及气滞血瘀型患者。

【用法用量】 将患处皮肤洗净擦干后贴于患处。

消炎镇痛膏

【原料组成】 薄荷脑、樟脑、水杨酸甲酯、食盐酸苯海拉明、冰片、颠茄流浸膏、麝香草。

【功效与应用】 消炎镇痛。适用于神经痛,风湿痛,肩痛,关节痛,肌肉疼痛等患者。治疗颈椎病适用于各种类型的患者。

【用法用量】 每次 1 贴,外贴患处。

消痛贴膏

【原料组成】 独一味、棘豆、姜黄、花椒、水牛角、水柏枝。

【功效与应用】 活血化瘀,消肿止痛。适用于急、慢性扭挫伤,跌打瘀痛,骨质增生,风湿及风湿疼痛等症,亦用于落枕、颈椎病、肩周炎,腰肌劳损和陈旧性伤痛。治疗颈椎病尤其适宜于气滞血瘀型患者。

【用法用量】 将患处皮肤洗净擦干后贴敷,每次贴敷 1 日。

镇江橡胶膏

【原料组成】 乌梢蛇、生巴豆、生马钱子、独活、生草乌、白芷、白芥子、土鳖虫、桃仁、冰片、松节油、水杨酸甲酯、曼陀罗子、羌活、生川乌、生南星、红花、麻黄、樟脑、防风、当归、肉桂、薄荷脑。

【功效与应用】 祛风止痛,活血消肿。适用于风湿引起的四肢麻木,关节疼痛,肌肉酸痛及跌打损伤等症。治疗颈椎病尤其适宜于风寒湿痹型及气滞血瘀型患者。

【用法用量】 外用贴患处。

3. 常见汤剂

白术四物汤

【原料组成】 白术 15 克,当归 10 克,川芎 8 克,白芍 15 克,熟地黄 12 克。

【功效与应用】 健脾、养血、补血。适用于老年颈椎病

— 113 —

脾虚纳少者。

【用法用量】 每日1剂,水煎服。

补血通髓汤

【原料组成】 黄芪100克,当归10克,鸡血藤、何首乌各30克,鹿角胶(烊化)、龟甲、枸杞子、山茱萸、地龙、五味子各12克,秦艽、淫羊藿、鹿衔草、白术、党参各15克,炙甘草5克,制马钱子(研末冲服)0.3克。

【功效与应用】 补益气血,养精通髓。适用于气血肝肾亏损,颈椎病,腰膝酸软,肢体肌肉痿软,半身不遂,步态不稳等患者。

【用法用量】 每日1剂,水煎分早晚服。

八珍汤

【原料组成】 当归10克,川芎5克,白芍8克,熟地黄15克,人参3克,白术10克,茯苓8克,炙甘草5克。

【功效与应用】 补益气血。适用于老年颈椎病气血两亏、形体消瘦、面色萎黄、病久不愈者。

【用法用量】 每日1剂,水煎分早晚服。

跌打营养汤

【原料组成】 西洋参3克(或党参15克),黄芪9克,当归6克,川芎4.5克,熟地黄15克,白芍9克,枸杞子15克,淮山药15克,续断9克,砂仁3克,三七(冲服)4.5克,补骨脂9克,骨碎补9克,木瓜9克,甘草3克。

【功效与应用】 补气血,养肝肾,壮筋骨。适用于骨折

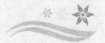

中后期,老年骨伤疾病、气血亏虚、肝肾不足、骨伤愈合迟缓者。

【用法用量】 每日1剂,水煎分早晚服。

狗脊寄生汤

【原料组成】 金毛狗脊、桑寄生、钻地风各30克,菟丝子、续断各12克,牛膝、补骨脂、威灵仙、土鳖虫各6克,木香(后下)5克。

【功效与应用】 补肝肾,强筋骨,破瘀行气活络。适用于肝肾亏损,风寒湿邪入侵的颈椎病及慢性腰腿痛,老年骨伤病,脊椎骨折后期等患者。

【用法用量】 每日1剂,水煎分早晚服。

虎潜丸

【原料组成】 狗骨(酒炙)30克,陈皮(食盐水润)60克,干姜(冬季用)30克,牛膝(酒蒸)60克,白芍(炒)60克,熟地黄60克,知母(食盐酒炒)90克,黄柏(食盐酒炒)90克,锁阳(酒润)45克,当归(酒浸)45克,龟甲(酥炙)120克。

【功效与应用】 润补肝肾。适用于肝肾阴虚,精血不足所致的筋骨痿软,腰膝酸楚,脚腿瘦弱,步行无力等症。亦可用于脊髓型颈椎病。

【用法用量】 每丸重4克,每次4~8克,每日2~3次,饭前淡食盐汤送服。

强筋壮骨汤

【原料组成】 川续断、杜仲、牛膝、刺五加、淫羊藿、土鳖

虫、山茱萸、菟丝子、秦艽、白芍、当归、川木瓜、熟地黄各 12 克,黄芪 30 克,鸡血藤 30 克,炙甘草 5 克。

【功效与应用】 补益肝肾,养血壮骨。适用于肝肾亏虚性颈椎病,筋骨痿软,肢体肌肉萎缩,步态不稳,半身不遂,腰膝痿软,手足颤动,气血亏虚,头晕目眩等症。

【用法用量】 每日 1 剂,水煎分早晚服。

右归丸

【原料组成】 熟地黄 4 份,淮山药、山茱萸、枸杞子、菟丝子、杜仲、鹿角胶各 2 份,当归 1 份半,熟附子、肉桂各 1 份,蜜糖适量。

【功效与应用】 补益肾阳。适用于骨与软组织伤患后期,肝肾不足,精血虚损而致的神疲气怯,或肢冷痿软无力患者。

【用法用量】 每服 10 克,每日 1～2 次。

左归丸

【原料组成】 熟地黄 4 份,淮山药、山茱萸、枸杞子、菟丝子、鹿胶、龟甲各 2 份,川牛膝 1 份半,蜜糖适量。

【功效与应用】 补益肝肾。适用于老年颈椎病,或损伤日久,或骨疾病后,肾水不足,精髓内亏,腰膝腿软,头昏眼花,虚热,自汗,盗汗等症。

【用法用量】 每服 10 克,每日 1～2 次。

壮骨通髓汤

【原料组成】 杜仲、龟甲(酥炙)、土鳖虫、续断、黄精、枸杞子、黄柏(食盐酒炒)、牛膝、知母(食盐酒炒)、锁阳(酒浸)、当归、五味子各 12 克,何首乌 30 克,黄芪 60 克,秦艽、党参各 15 克,制马钱子(研末冲服)0.3 克,炙甘草 5 克,黄牛胫骨(酥炙)100 克,白芍 20 克。

【功效与应用】 补益肝肾,强壮筋骨,养血通髓。适用于肝肾亏损型颈椎病所致的筋骨痿软、腰膝酸软、肢体肌肉萎缩、步态不稳、手足颤动,中风后半身不遂,慢性颈腰腿痛等患者。

【用法用量】 每日 1 剂,水煎 2 次,分早中晚服。

补肾壮筋汤

【原料组成】 续断、山茱萸、熟地黄、当归、茯苓各 12 克,杜仲、五加皮、牛膝、白芍各 10 克,青皮 5 克。

【功效与应用】 补益肝肾,强壮筋骨。适用于肾气虚损性颈椎病,老年骨伤后期筋骨酸痛无力,习惯性关节脱位等患者。

【用法用量】 水煎分早晚服,每日 1 剂。

三、颈椎病牵引疗法

(一)牵引疗法的作用

颈椎牵引疗法可治疗颈椎关节错位及椎体增生、退行性病变等,是颈椎病自我治疗中较为常用且疗效确切的一种治疗方法。

(1)限制颈椎活动,减少对受压脊髓和神经根的反复摩擦和不良刺激,有助于脊髓、神经根、关节囊、肌肉等组织的水肿和炎症消退。

(2)增大椎间隙和椎间孔,改善神经根所受的刺激和压迫。

(3)解除颈部肌肉痉挛,恢复颈脊柱的平衡,降低颈椎间盘内压,缓冲椎间盘向四周的压力。

(4)牵开小关节间隙,解除滑膜嵌顿,恢复颈椎间的正常序列和相互关系。

(5)促使扭曲于横突孔间的椎动脉得以伸直,从而改善椎动脉的血液供应。

(6)促使颈椎管纵径拉长,脊髓伸展,黄韧带皱褶变平,椎管容积相对增加。

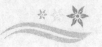

(二)牵引治疗的方法

1. 牵引体位　按照颈椎牵引时所采取的体位不同,可分为以下 3 种。

(1)坐位牵引:即患者坐于靠背椅上牵引,既可治疗,又不过多影响或中断工作或是学习,适用于轻度及因工作需要不能离开工作岗位或中断学习者。牵引时间可根据具体情况掌握。

(2)卧床牵引:让患者卧于床上牵引,床头需要抬高 20～30 厘米,以防止患者向牵引方向移动。较前法为舒适,除能白天进行外,睡眠时也可牵引。一般病例仅利用业余时间在家庭内牵引即可,重症者则需 24 小时持续牵引。

(3)半卧位牵引:介于前两种体位之间,一般是半卧于沙发或航空椅式的座位上,虽然较舒适,但难以持久,比较适用于一般轻型、心肺功能不全及恢复期者。

2. 牵引时间　按颈椎牵引时间的不同,可分为以下 3 种。

(1)间断性牵引:间断牵引每日进行 1～2 次,每次 60 分钟,除了可在家庭及工作单位进行外,多在医院门诊部或理疗科进行,特别是采取电动牵引床架者。适宜于病情较轻的患者,并适合在工作间隙时进行。

(2)持续性牵引:持续牵引采用仰卧位牵引,一般情况下以 24 小时连续牵引为好,也可每天牵引 6～8 小时,或白天牵引,晚上休息。适用于诊断明确的神经根型及某些脊髓型

患者。

(3)半持续性牵引：其牵引持续时间介于前两者之间，方式有：业余持续牵引，即利用工余时间，包括晚上的持续牵引；定期持续牵引，即在病休或半休状态下进行较长时间持续牵引，一般在白日进行，睡眠时可解除。

3. 牵引重量 按颈椎牵引重量的不同，可分为以下3种。

(1)轻重量牵引：即用 1.5～2.0 千克力(1 千克力＝9.8牛)牵引，多用于需要较长时间牵引者，其分量虽轻，但能起到滴水穿石的功效。

(2)体重量牵引：即采用接近体重的重量行短暂牵引，在数分钟内完成，每次持续 15～30 秒，连续 3 次，每次间隔 1～2 分钟。

(3)大重量牵引：介于前两者之间。一般多采用体重1/10～1/13 的重量。这种方式更多用于颈椎骨折脱位者。

4. 牵引方式 按颈椎牵引方式的不同，可分为以下4种。

(1)四头带牵引：这是最常用的方式，简便有效。如没有标准牵引带，用代用品亦可。

(2)头颅牵引弓牵引：即通过对颅骨外板钻孔的骨骼牵引，可以用于伴有颈椎严重不稳的颈椎病患者。但它主要用于合并有脊髓损伤的颈椎骨折脱位患者，比一般牵引架更好。

(3)充气式支架牵引：即利用特制的颈椎牵引支架上气囊的充气量多少来调节牵引力的大小，从 0.5 千克至数十千克，既具有保护作用，又可获得牵引。

（4）机械牵引装置：分为手摇式及电（气）动式，但均需借助四头带固定头颈部完成。此法虽然操作方便，但牵引力的多少不易掌握，因此难以普及。

疗程持续时间应根据病情而定。每一疗程以 3～4 周为宜，即使是症状缓解或消失较快的病例，也不应过早终止牵引，以减少复发率。

（三）牵引疗法的适应证与禁忌证

1. 适应证

（1）神经根型颈椎病：尤其适用于因椎节不稳造成脊神经根刺激症状者；因髓核突出或脱出引起脊神经根受压者；神经根性症状波动较大者。

（2）脊髓型颈椎病：适用于由于椎节不稳或因髓核突出等造成脊髓前方受压所致的脊髓型颈椎病患者。由于此类型的患者在牵引时易发生意外，因此要求有经验的医生负责实施，并密切观察病情的变化，一旦病情加重则应立即终止牵引。

（3）椎动脉型颈椎病：对钩椎关节不稳，或伴有骨质增生所致的椎动脉供血不足的患者疗效较佳。

（4）颈型颈椎病：颈型颈椎病患者采用休息等一般疗法就可获效，颈椎牵引可酌情用于症状持续不消的患者。

2. 禁忌证

（1）年迈体弱、全身状态不佳者：此类患者在牵引时易发生意外，应慎用。对年龄超过 50 岁、病程较久的脊髓型颈椎

病患者,使用牵引疗法可能会加重病情,故不宜使用。

(2)颈椎·骨质有破坏者:为防止发生意外,此类病例应于牵引前常规拍摄颈椎正位、侧位 X 线片,以排除结核、肿瘤等骨质破坏和骨质疏松症的患者。

(3)颈椎骨折脱位者:颈椎牵引易引起颈椎骨折脱位或加重因颈椎骨折脱位引起的瘫痪,应禁用。

(4)拟施行手术者:此类病例多伴有明显的致压物,不仅在牵引过程中可能发生意外,且大重量牵引后易引起颈椎椎旁肌群及韧带的松弛,以致在手术后造成内固定物或植入骨块的滑出。

(5)枕-颈或寰-枢椎不稳者:牵引疗法虽然有效,如使用不当易引起致命后果,临床经验不足者慎用。

(6)炎症:全身急性炎症或伴有咽喉部各种炎症的患者慎用。因为此时寰-枢椎处于失稳状态。

(7)其他:凡牵引后有可能加重症状者,如落枕、颈部扭伤、心血管疾病及精神不正常者慎用,以防病情加重或发生意外。

(四)自我牵引疗法

1. 什么是自我牵引疗法　自我牵引疗法是一套针对不能到医院及时治疗的患者所提供的一套治疗方案,其简单易学,对轻度的患者能起到一定的缓解作用,尤其是在外出及工作中,如突然感到颈部酸痛或肩背部及上肢有放射痛时,可立即采用如下方法:双手十指交叉合拢,将其举过头顶,置于枕颈部,之后将头后仰,双手逐渐用力向头顶方向持续牵引 5～10 秒,如此连续 3～4 次,即可起到缓解椎间隙内压力的作用。此种疗法的原理是利用双手向上牵引之力,使椎间隙牵开,这样既可使后突之髓核有可能稍许还纳,也可以改变椎间关节之列线,而起到缓解症状的作用。但本法对于椎管狭窄,尤其是伴有黄韧带肥厚者不适用,因其可加剧黄韧带突向椎管内的程度而使症状加重。自我牵引疗法对重度患者疗效不佳,不能起到根治的作用。

牵引疗法是应用外力对身体某一部位或关节施加牵拉力,使其发生一定的分离,周围软组织得到适当的牵伸,从而达到治疗目的的一种方法。其作用机制是使颈椎后关节嵌顿的滑膜复位;在牵引下原来松弛的后纵韧带被牵拉而紧张,粘连之关节囊及神经根被松解;颈部组织得到固定及休息,促使局部的炎症消退。

2. 自我牵引疗法的种类

(1)点穴法:一般用拇指指腹之前部按压与患处有关的穴位。可按压片刻后放松,然后再按压,反复按压时可配合局部揉压动作,除拇指外,有时亦可用中指或食指做点穴法。

(2)捏按法:患者用手由近端向远端抓捏上肢,一捏一放,用力平稳,重复数遍。捏按法常在整套手法结束前与点穴法配合交叉进行,可促使血流通畅,经络舒展。

(3)搓摇法:做关节之旋转划圈活动。动作由小到大,力量由轻到重。可按顺时针方向旋转 10～40 次,然后再做逆时针方向同样遍数的旋转画圈。

(4)推法：用拇指或其他手指之指腹,从病变近端予以轻微的压力,压向皮肤及其腔部组织,然后以平稳的力量推滑到病变处并滑向病变处的远端一定距离,称指推法。对胸背、腰背等平坦的部位可用整个手掌掌面进行推滑动作,则为掌推法。推法常应用于分筋法,弹筋法及拨络法后,亦常需重复数次。

(5)分筋法：首先用拇指指腹在患部按住皮肤,向上或向下将皮肤略予推移,然后向深部重压。反复重复上述动作即为分筋法,可重复多次。手法宜缓慢、深沉,使指力达到深部病变处,以起治疗作用。分筋法在杜氏按摩法中为主要手法。

(6)弹筋法：用拇指及其余四指相对,捏起肌束,然后稍加挤捏由手指间将肌束挤弹而出。操作时不可急于用力抓捏,如过于急躁用力,患者肌肉紧张,就不可能将肌束捏住,而往往仅捏住了皮肤的皮下脂肪。手法应沉着缓慢,首先嘱患者肌肉放松,用手指轻轻地逐步向肌束两侧深部插入,然后轻轻地捏住肌肉进行弹筋手法。此手法较痛,故仅能重复2～3次,而且手法结束后常配合推法。对颈肩痛常用的弹筋部位为颈根部两侧的斜方肌、肩胛骨内侧的斜方肌及背阔肌的外侧缘,对神经干有时亦可用弹筋法 1～2 次,如腋窝内的大神经干,用此手法更应注意轻柔。

(7)拨络法：作用与弹筋法类似。弹筋法用于活动度大的肌束及神经干,而拨络法则用于比较固定的肌束及神经干,或由于病变肌束有变性、粘连不能被捏起时。此手法为用拇指或食指与肌束做垂直方向地来回拨动,亦可同时用四指的指端来拨动肌束或神经干。

3. 自我牵引疗法的功效

(1)为正规的非手术疗法打下基础:尽管颈椎病患者十分多见,但绝大多数,甚至超过 95％以上的病例都可以通过各种非手术疗法治愈或好转,至少可阻止病情的发展。而作为此种非手术疗法的基础,首先应该是让患者对本病的病因与发展规律有一个较全面的认识,并在此基础上采取一系列个人保健性措施,以及结合病情采用在家庭内或工作场所内简易可行的治疗方法。如此才能增加患者对非手术疗法的认识和康复的信心,从而使疗效得到提高。

(2)使治愈后的复发率得到有效地降低:根据调查,颈椎病治疗其实并不难,但如何防止其复发常使人感到束手无策。如果让患者掌握与运用有效疗法,由于其本人有这方面的防治知识,每当出现复发前的征象时,就可以及时采取简易的自我疗法而中断病情发展。尤为重要的是,只有让患者懂得了解在工作,生活与睡眠中如何正确选择体位,了解哪些体位不适合,才能更好地消除复发的机会,抓住预防的机会。

(3)有利于学习医学科普知识:推广自我疗法不仅可使患者本人对颈椎病有一个较全面而系统的了解,而且家庭成员、至亲好友等均可在与患者的接触中获得这方面的知识。只有这样,我们才能对病的防治有一定的把握,更早地对自己出现的一些异常情况做出正确的判断。

4. 自我牵引治疗的注意事项　患者自我颈部牵引必须

由医生指导，并告知注意事项后才能进行。自我颈部牵引时应注意以下几点：

(1)牵引带应柔软、透气性好，枕颌连接带、悬吊带要调整为左、右等长，使枕、颌和左、右颌侧四处受力均等。

(2)挂于牵引钩的牵引带两端间距为头颅横径的2倍，以免两侧耳朵与颞部受压，影响头部血液回流。

(3)牵引绳要足够长（约2.5米），要结实。牵引架的固定要可靠。

(4)牵引重物高度以距地面20～60厘米为宜，即患者站立后重物可落在地上。悬吊的绳索要在患者手能抓到的范围。

(5)自我牵引时要特别注意牵引角度。通常牵引的角度以轻度的前屈位，即头前屈和躯干成10°～20°角为宜。但对某些患者则应根据病情选择牵引角度，例如，颈椎间盘突出或脱出、椎体后缘骨刺形成的患者，不要采用前屈位；早期症状较轻的患者，以颈椎自然仰伸位牵引较好；椎管狭窄和黄韧带肥厚的患者，则应避免后伸位牵引。

(6)牵引的重量可从3～5千克开始，逐渐增加到8～10千克。每回牵引的时间在10～30分钟，每1个疗程以3～4周为宜。在症状缓解或消失较快时，不要过早终止牵引，以减少复发。具体的牵引重量与时间可根据患者的具体情况和牵引效果而定，一般以牵引时无头晕、疼痛，牵引后症状减轻、无疲乏无力的感觉为宜。

此外，牵引早期（3～7日）可能会出现一些不适反应，如少数患者可有头晕、头胀或颈背部疲劳感等症状，此时可暂不中断牵引治疗,再坚持几日治疗,或改用较小重量,较短时间牵引,以后再逐渐增加牵引重量或延长牵引时间。如果不适反应仍然存在,应请医生提出进一步治疗的意见。如果牵引后症状反而加重,不能耐受牵引治疗,可能是牵引加重了对神经和血管的刺激或压迫,遇到这种情况,要终止牵引。

在自我牵引过程中,有时因为操作不当也会出现一些不适反应,如下颌疼痛、颈部肌痛和腰痛等。下颌疼痛通常是由于牵引带过紧、压力过大引起的,可用海绵或薄毛巾垫于下颌部来解决;颈部疼痛是颈部肌肉本身因颈椎病而痉挛或牵拉所造成的,在牵引前用热敷等物理疗法可缓解;腰痛则通常由于坐的姿势有问题,可通过调节坐凳高低、屈曲膝关节及脚置于小凳上来缓解。

在经过一段时间的自我牵引治疗后,症状无缓解或有加重,则要停止自我牵引,及时就诊,查明原因,以得到及时无误的正规治疗。

(五)家庭牵引疗法

家庭牵引疗法是指可以在家庭、办公室或宿舍内进行牵引的方法,其装备较简便、安全,能自行操作,一般不会发生意外。在进行牵引治疗的同时,如果能配合其他治疗,则可提高疗效。如理疗与牵引同时进行或理疗后立即进行牵引,牵引后立即戴上围领等。

1. 家庭牵引疗法的功效

(1)对头颈部的制动作用:本疗法施行后,被牵引部位处

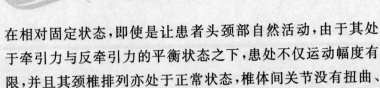

在相对固定状态,即使是让患者头颈部自然活动,由于其处于牵引力与反牵引力的平衡状态之下,患处不仅运动幅度有限,并且其颈椎排列亦处于正常状态,椎体间关节没有扭曲、松动及变位之虑。

(2)有利于突出物的还纳:椎间盘突出及脱出是一项延续过程,只要突出物还未与周围组织形成粘连,均有向原位还纳的可能。在牵引力作用下,尤其是轻重量的持续牵引,可使患节椎间隙逐渐被牵开,其范围为1～3毫米。如此对突出物的还纳非常有利,尤其是对早期和轻型病例效果更明显。

(3)恢复颈椎椎间关节的正常列线:在病变情况下,患节可出现旋转、扭曲、梯形变等各种列线不正等异常。在牵引时,如果使头颈部置于生理曲线状态,能随着时间的延长其列线不正现象可以逐渐改变,再加以其他辅助措施及各种后期治疗,可使颈椎的列线不正完全恢复正常。但病程太久,且骨关节已有器质改变者例外。

(4)使颈部肌肉松弛:颈椎病时,由于脊神经后支作用,多伴有颈肌痉挛,不仅会引起酸痛,而且是构成颈椎列线不正的原因之一。通过轻重量持续牵引的作用能使该组肌群逐渐放松而获得治疗作用,这时如再辅以热敷则收效更快。

(5)使椎间孔牵开:随着椎间关节的牵开,两侧狭窄的椎间孔也可以同时被牵开,从而缓解其对神经根的压迫和刺激作用,对脊脑膜返回神经支及根管内的血管能起到减压作用。

(6)使椎动脉第二、第三段的折曲缓解:位于第六颈椎以上横突孔内的椎动脉,在其穿过诸横突时,除后期的钩椎关节增生外,早期主要由于局部松动与变位引起椎动脉折曲、狭窄及痉挛等现象。通过牵引,这种椎节不稳现象可以获得缓解,而因骨质增生所致者则无显效。

(7)减轻与消除颈椎局部的创伤性反应:在颈椎病情况下,特别是急性期,患节局部的软组织尤其关节囊壁,大多伴有创伤性反应,主要表现为水肿、充血、渗出增加等。通过牵引所产生的固定与制动作用,可使其比较迅速地消退,较之药物及其他疗法更简便有效。

2. 坐位牵引 坐位牵引疗法是家庭自我牵引法中很常用的一种,经济实用且简单易行。对于急性期、患节局部软组织与关节囊壁水肿、充血、渗出等可产生固定制动作用,使其迅速消解。

(1)牵引用具

1)枕颌牵引带:通常用薄帆布或厚棉布制成,有大、中、小 3 种规格,在各医药商店多有出售。牵引带也可自行缝制,但不可选用透气不良的人造纤维为材料。

2)牵引弓:和一般水桶上方之铁弓相似,可用粗铁丝弯折而成。中央有一向上的凸起,用以绑缚牵引绳,两端为钩状,用以固定及拴住牵引带。

3)牵引绳:长约 2.5 米,为降低摩擦阻力,表面最好上蜡。

4)滑轮及固定装置:可选用小巧灵活、一端带螺丝钉的医用滑轮 2 个。将其固定在丁字形木架上,或是根据房间情况固定在门、窗或墙壁上。

5)牵引重量:最好选用标准的铁制重量锤,但在一般家庭及办公室内也可就地取材,用沙袋、砖头或其他小重量物品代替,但其实际分量要符合牵引要求,一般15~20千克即可。

(2)牵引方法:患者取坐位,距头高约1米处安一横杠,其上附有两个滑车,两滑车之间距离为半米,将布制枕颌牵引带套于患者的枕部及下颌部,左右两侧之前后叶缚在一起,将引绳之一端与牵引弓连接,通过两个滑轮后,另一端挂上所需重量,用一块木板(宽约5厘米,长度稍大于头颅之左右径)把牵引带之左右叶支撑开,以免夹紧头部、引起不适感。患者可坐在高低合适、座垫松软并带有靠背的椅子上。

(3)坐位牵引要领

1)牵引带的两端呈分开状挂到牵引的钩上,使其间距为头颅横径的1倍。过窄则影响头顶部的血液回流,过宽则因颏部力点过于集中而易使局部皮肤受压。

2)牵引力应随时调整,以颈部无疼痛不适,颌面、耳、颞部无明显压迫感为宜。切忌牵引过度,即牵引重量不宜太大,或牵引时间不宜过长,否则会引起颌部软组织损伤,甚至引起因脊髓、神经根、椎动脉的牵引刺激而加重病情所导致的截瘫。髓核突出或脱出及椎体后缘骨刺形成者不宜前屈。椎管狭窄和黄韧带松弛或肥厚为主者不宜仰伸。

3)牵引物的高度以距地面20~60厘米为宜。过低易和地面相接触而失去作用,过高则会在牵引过程中撞击周围物品。

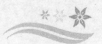

4) 轻症患者可采用间断牵引。即每日 1～3 次, 每次 0.5～1 小时。重症患者可持续牵引, 每日牵引 6～8 小时。牵引重量由 3～4 千克开始, 逐渐增加到 5～6 千克。以后则可根据患者年龄、性别、体质、颈部肌肉发育情况及患者对牵引治疗的反应等, 适当增减牵引重量和延长缩短牵引时间。疗程则可根据牵引重量而定。小重量牵引一般 30 次为 1 个疗程。如果有效, 可继续牵引 1～2 个疗程或更长。2 个疗程之间应休息 7～10 日。

5) 牵引过程中若颈部皮肤有炎性反应, 可在局部垫以棉垫以缓解压力。在牵引过程中, 头颈部可根据生活需要适当活动, 但不要过多活动, 更不可超过正常限度。

6) 在牵引早期(3～7 日)可有不适应性反应, 不可中断治疗, 再持续一段时间, 治疗仍有反应时, 应请医生处理, 大多数患者会在 2～3 日适应。

(4) 注意事项

1) 颈部周围皮肤红肿、热痛或有炎症者, 患有骨结核、骨肿瘤、严重的心脑血管疾病、肺气肿、急性肝炎、肾炎及年龄过大、体质严重虚弱者不宜做牵引治疗。

2) 骨折片移入椎管致脊髓卡压者绝对禁用牵引疗法。

3) 牵引结束后, 因牵引力突然消失, 往往会出现颈部不适感觉, 此时应扶住座椅站起片刻, 待牵引力逐渐减弱后再行走活动。

3. 卧位牵引

(1) 牵引用具: 卧位牵引法所需的工具除牵引床外, 和坐

位牵引用具基本相似。牵引床为木制床铺，于牵引侧可固定牵引滑车，或安装挂钩式牵引架，并要求头侧床脚抬高约10厘米。

（2）牵引方法：患者仰卧于床上，于床头安装一个滑轮，将布枕颌牵引带置于患者的枕部及下颌部。牵引绳一端与枕颌牵引带连接，另一端通过滑轮连接牵引重量，同时将床头抬高大约1厘米，以防止患者沿牵引方向移动，枕头高低应与牵引力线相一致。在牵引下头颈部可按正常情况随意活动，但切勿过猛或超限活动。

（3）要领及注意事项：除坐位牵引所述各有关注意事项外，年迈、反应迟钝、呼吸功能不全及全身状态虚弱患者不宜在睡眠时做牵引，以免引起呼吸道梗阻或颈动脉窦反射性心跳停止。在饱腹下牵引不仅不利于消化，而且还会影响呼吸及心血管功能。每个疗程也以3～4周为宜。

（六）大重量牵引疗法

大重量牵引法是近年流行的一种简便疗法。它是利用接近体重的重量来对患者头颈部做短时间牵引，以恢复颈椎列线及椎间隙宽度，使向椎间隙后缘突出之髓核还纳，从而起到对脊髓、脊神经及滋养血管的减压作用。但该牵引是一种专门技术，要求操作者不仅掌握牵引疗法，还应具有颈椎病的基本知识，未经严格训练者不宜单独进行，否则将造成操作失误或发生意外。

在操作大重量牵引法前，应常规拍摄颈椎正侧位 X 线片,以排除其他病变,便于治疗前后的对比观察。如发现牵引后症状加重应立即中断牵引,尤其出现 X 线片上椎体前阴影增宽者,表示已对前纵韧带造成损伤,要立即停止牵引。

1. 适应证　在使用大重量牵引法的过程中,一定要多加注意,看清自己是否符合其适应证,再进行操作。适应证有以下几点:

(1)对于因椎节不稳、髓核突出或脱出而造成的根性颈椎病及症状波动较大的根性颈椎病,用此法治疗效果最佳。

(2)对由于椎节不稳或髓核突出等造成脊髓前方钩动脉受压的脊髓型颈椎病疗效较佳。但此型颈椎病操作中易出现意外或加重病情,故应由有经验者掌握,并密切观察锥体束症状变化,一旦恶化则应立即中止。

(3)对于以钩椎关节不稳或以不稳为主伴有骨质增生所致的椎动脉供血不足的椎动脉型颈椎病疗效佳。

符合以上 3 种适应证的患者可进行大重量牵引法。

2. 禁忌证

(1)年老体弱者,颈椎骨质有破坏性病变或全身有急性炎症,尤其是咽喉部有炎症者,以及凡牵引后症状加重者,如落枕(颈部扭伤)、心血管疾病等,都不宜应用此法。

(2)对于拟行手术的患者,由于大重量牵引后易引起颈椎椎旁肌群及韧带松弛,以至于可能造成手术后内固定物或植入骨块滑出,故也不宜使用;对于枕-颈或寰-枢不稳定者虽有效果,但掌握不当可引起致命后果,故无临床经验者也不宜使用。

3. 操作方法 大重量牵引法可采用一般牵引装置,附加一个弹簧秤或压力计,于牵引过程中根据需要增加牵引重量。一般在 20 千克以内为妥,持续时间不宜超过 1 分半钟。要随时注意在牵引过程中有无不良反应。间隔半分钟到 1 分钟后再次牵引,如此重复 3～5 次。

还有一种电动式产品,带有计算机,可将牵引重量、时间、间隔时间等预先编制程序,然后启动开关,即按程序自动操作,最后自动停止。

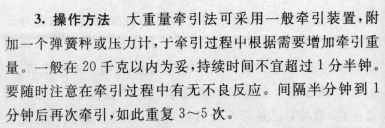

(七)不恰当牵引对治疗颈椎病的不良影响

很多患者在治疗颈椎病时会留下一些后遗症,或越治疗症状越严重。造成这种结果的原因大部分是因为不恰当的牵引。恰当的牵引首先应改变牵引的体位和方向,如将前屈位改为中立位,减轻牵引重量;或者缩短牵引时间,找出适合自己的最佳牵引条件。同时还要寻找有无其他原因,如感冒、睡眠不好、过度疲劳等,并给予及时处理和调整。如果经过上述处理,症状仍不能缓解,甚至加重,应及时去医院复诊,由医生重新制订治疗方案。

在治疗颈椎病时,手法过于轻柔或牵引重量过小皆达不到良好的疗效,反而会贻误治疗时机。颈椎是人体诸组织中结构最为巧妙的部位之一,由于其解剖位置和生理功能的特殊性,要求在治疗上严格遵循治疗量适中的原则,任何粗暴操作不仅无法达到预期效果,而且容易造成以下不良后果。

1. 易造成意外伤害 某些操作者在进行治疗过程中,

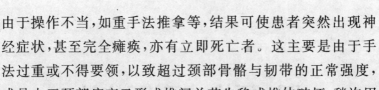

由于操作不当,如重手法推拿等,结果可使患者突然出现神经症状,甚至完全瘫痪,亦有立即死亡者。这主要是由于手法过重或不得要领,以致超过颈部骨骼与韧带的正常强度,或是由于颈部病变已形成椎间关节失稳或椎体破坏,稍许用力即出现脱位或骨折而压迫颈髓或脊神经根等。

2. 易发生病变,病情恶化 任何超过颈椎骨关节生理限度的操作,均可能引起局部创伤性反应。轻者局部水肿,渗出增加,粘连形成等,重者韧带可撕裂,并出现韧带-骨膜下出血、血肿形成、机化、钙化,甚至骨赘形成,从而加速了颈椎退行性改变的进程。

3. 对手术可造成一定的影响 许多学者认为,凡在手术前进行过粗暴操作者,不仅术中出血多,疗效欠佳,且恢复时间长,植入物也易滑出。这主要是由于局部创伤性反应较大,椎间关节韧带松弛,尤以大重量牵引者,椎间关节韧带松弛,以致术后颈部稍许后仰,植入物即有向外滑出之可能。因此,对此种病例手术,医生与患者都必须十分小心,充分做好准备工作。

四、颈椎病西医疗法

（一）颈椎病常用西药

西药是治疗颈椎病的常用方法之一。其主要的作用是减轻或解除疼痛，从而使紧张或痉挛的肌肉松弛，以减轻肌肉对局部病灶处的牵拉，有助于局部损伤病灶的修复。

1. 解热镇痛药

阿司匹林

【制　剂】　每片 0.05 克，0.1 克，0.2 克，0.3 克，0.5 克。

【用　法】　口服。

【成人剂量】　每次 0.5～1 克，每日 3 次。

阿尼利定（安痛定）

【制　剂】　每针 2 毫升。

【用　法】　肌内注射或皮下注射。

【成人剂量】　每次 2 毫升，每日 3 次。

安乃近

【制　剂】　每片 0.5 克；每针 0.25 克，0.5 克，1 克。

【用　法】　口服,肌内注射或皮下注射。

【成人剂量】　片剂每次 0.5 克,每口 3 次;针剂每次 0.25～0.5 克,每日 3 次。

芐达明

【制　剂】　每片 25 毫克,50 毫克。

【用　法】　口服。

【成人剂量】　每次 25～50 毫克,每日 3 次。

布洛芬

【制　剂】　每片 0.2 克,0.1 克。

【用　法】　口服。

【成人剂量】　每次 0.2～0.4 克,每日 2 次。

复方阿司匹林

【制　剂】　每片 0.3 克,0.5 克。

【用　法】　口服。

【成人剂量】　每次 1～2 片,每日 3 次。

对乙酰氨基酚

【制　剂】　每片 0.5 克。

【用　法】　口服。

【成人剂量】　每次 0.5 克,每日 3 次。

索米痛片(去痛片)

【制　剂】　每片 0.5 克。

【用　法】　口服。

【成人剂量】 每次 1～2 片,每日 3 次。

吲哚美辛

【制　剂】 每片 25 毫克,胶囊 25 毫克。

【用　法】 口服。

【成人剂量】 每次 25 毫克,每日 3 次。

2. 消炎镇痛药

芬布芬

【制　剂】 每片 0.3 克,胶囊 0.15 克。

【用　法】 口服。

【成人剂量】 每次 0.2～0.3 克,每日 2 次。

氯芬那酸(抗风湿灵)

【制　剂】 每片 0.2 克。

【用　法】 口服。

【成人剂量】 每次 0.2～0.4 克,每日 3 次。

托美丁(痛灭定)

【制　剂】 每片 0.2 克,胶囊 0.2 克。

【用　法】 口服。

【成人剂量】 每次 0.2～0.6 克,每日 3 次。

(二)封闭疗法

封闭疗法是通过局部注射麻醉药和糖皮质激素,抑制局部炎症渗出,改善局部肌肉的营养状况而达到消肿止痛的一种治疗方法。因具有良好的消炎止痛散果,故是骨科常用的治疗方法,对于颈椎病也有较好的疗效。

1. 封闭疗法的原理 封闭疗法是利用利多卡因等麻醉药物并类激素药物浸润于痛点或注射于神经干周围,以阻断外来或内在的对中枢形成的刺激,消除炎症,解除病痛的一种治疗方法。只要封闭部位准确到位,即可达到迅速止痛的作用。还有人认为在封闭的过程中,药液注射到病灶部位产生一个液压作用,使局部粘连的软组织发生松解,解除神经的压迫而达到止痛作用。

2. 封闭疗法的作用

(1)止痛:封闭疗法的局部麻醉药能消除传向神经系统病理冲动的来源,阻断了局部病变发出的疼痛信号,使疼痛感消失。

(2)保护神经系统:局部麻醉药消除了疼痛,阻断了疼痛的恶性循环,使神经系统得到休息和调整,从而达到保护作用。

(3)消除肌肉紧张痉挛:局部麻醉药由于消除了原发病灶的疼痛刺激,缓解了反射性肌紧张、肌痉挛的继发因素,使颈部肌肉松弛。

(4)促进局部血液循环:由于局部肌肉紧张、痉挛的消失,使局部血供增加,促进了血液循环,改善了肌肉的营养状况。

(5)消除炎症:封闭疗法中的糖皮质激素能抑制非感染性炎症,减轻充血,降低毛细血管的通透性,抑制炎症的浸润和渗出,而局部麻醉药能改善局部血液循环,增加新陈代谢,加速代谢产物和水肿、炎症的消散吸收,从而达到协同作用,消除炎症。

3. 封闭疗法的禁忌证

(1)有普鲁卡因过敏史者。

(2)严重的肝功能障碍患者。由于大量普鲁卡因进入身体后,迅速分解为对氨基安息香酸和双乙烷氨基乙酯,这些分解过程大部分在肝脏内进行。

(3)严重的肾功能障碍者。因为普鲁卡因的分解产物,最后要经过肾脏从尿中排出。以上情况可改用利多卡因或其他药物。

(4)术者没有充分掌握封闭疗法的作用、用法、治疗目的、操作过程和急救处理时。

(5)因施行封闭疗法后的止痛作用会延误急症诊断和手术者。

(6)急性炎症组织内不能封闭。

(7)全身情况极度衰竭时。

4. 封闭治疗的时间和疗程 颈椎病的封闭治疗一般1周1次,2~3次为1个疗程,患者可以进行1~2个疗程的治疗,如果没有效果就放弃封闭治疗。患者在封闭治疗时如条件允许,还可以结合小针刀治疗。

封闭治疗特别适合有局部压痛点和明确有局部病变的患者,这样可以使药物直接作用于病灶,消除炎症病理刺激而达到治疗目的。如果患者在几个疗程的治疗以后确实没有效果,这说明患者不适合封闭治疗,或病情比较严重或是诊断有问题。所以,当发现患者对封闭治疗没有效果,就要进一步查找原因,并停止封闭治疗。对封闭治疗没有效果或疗效不佳的患者,也不要灰心丧气,只要仔细地去寻找原因,对症治疗,采取有效的方法,还是可以去除病痛的。

5. 常用的封闭药物

(1)普鲁卡因

1)药理作用:具有较好的局部麻醉作用。局部注射1~3分钟可阻断各种神经末梢、神经干的传导,从而抑制痛、触、压迫感觉,药量大一些,作用时间较长,亦能抑制运动神经,同时可使局部血管扩张,易被吸收入血。一般持续时间短,仅30~45分钟。普鲁卡因与糖皮质激素混合后不发生物理或化学反应,故可用于封闭疗法。普鲁卡因能阻断从病灶向中枢神经系统的劣性刺激传导,有利于局部组织的营养,使封闭的病变部位的症状不能向中枢传导,从而起到缓解作用。

2)用量:每次不超过1克,常用0.25%~0.5%普鲁卡因2~20毫升与糖皮质激素混合使用。

3)不良反应:常用剂量一般不会引起不良反应,轻度中毒者可有眩晕、恶心、脉速、呼吸急促而不规则,肌肉抽搐等,但很快即可恢复,较大剂量可出现不安、出汗、谵妄、兴奋、惊厥、呼吸抑制等。对中枢神经兴奋者可给予巴比妥类药物,呼吸抑制者可给予尼可刹米、洛贝林等呼吸中枢兴奋药物。

4)过敏反应:极少数患者可出现皮疹、皮炎、哮喘,甚至过敏性休克。因此,用药前应首先询问过敏史,对过敏性体质的患者做皮内过敏试验,一旦出现过敏性休克,立即注射肾上腺素、异丙嗪、肾上腺糖皮质激素等抗过敏药。

(2)利多卡因

1)药理作用:局麻作用较普鲁卡因强2倍,持续麻醉时间长1倍,毒性也相应加大,穿透性、扩散性强,主要用于阻滞麻醉和硬膜外麻醉。还具有抗心律失常作用,对室性心律失常疗效较好,作用时间短暂,无蓄积性,反复使用不抑制心肌收缩力,治疗剂量血压不降低。

2)用量:常用剂量为0.5%～1%利多卡因10～15毫升,1次不超过0.15克。

3)不良反应:常用剂量一般不会引起不良反应,但不良反应的发生率比普鲁卡因高,轻者有头晕、眼发黑,重者为骨骼肌震颤或抽搐,对抽搐者可给予苯巴比妥、苯妥英钠等。心肝功能不全者,应适当减量。禁用于二度、三度房室传导阻滞、有癫痫大发作史、肝功能严重不全者。

(3)布吡卡因

1)药理作用:为长效局部麻醉药,麻醉效果比利多卡因强4倍,一般给药后4～10分钟作用开始,15～25分钟达到高峰,用其0.5%的溶液加肾上腺素作硬膜外阻滞麻醉,作用可持续5小时,弥散度与利多卡因相仿。本药在血液里浓度低,体内蓄积少,作用持续时间长,为一种比较安全的长效局部麻醉药,临床上不仅用于麻醉,还用于神经阻滞。

2)用量:局部浸润麻醉,成人一般用0.25%,儿童用

0.1%,小神经阻滞用 0.25%,大神经阻滞用 0.5%;硬膜外麻醉用 0.5%~0.75%,成人常用量为 2 毫克/千克,一次量为 200 毫克。

3)注意:与碱性药物混合会发生沉淀。

(4)糖皮质激素:由肾上腺皮质束状带细胞合成和分泌,更多的是人工合成品,它们对糖的代谢作用强,对钠、钾的代谢作用弱,主要影响糖和蛋白质的代谢,特别能对抗炎症,封闭治疗颈椎病,主要是用其抗炎作用。

1)药理作用:抗炎作用。能抑制炎症、减轻充血,降低机体毛细血管的通透性,抑制炎性浸润和渗出,抑制纤维细胞的增生和肉芽组织的形成,防止炎症的粘连、瘢痕。此外,还有抗毒作用,抗过敏作用,抗休克作用等。

2)用法与用量:可以静脉给药、肌内注射、局部封闭等。局部用量:氢化可的松每次 12.5~50 毫克;可的松每次 25~100 毫克;泼尼松每次 12.5~75 毫克;泼尼松龙每次 12.5~75 毫克;地塞米松每次 5~10 毫克;曲安奈德每次 2.5~5 毫克。

3)注意事项:糖尿病患者禁用,高血压病患者慎用,心脏病患者少用。

6. 封闭方法

(1)项韧带封闭:取坐位稍低头或俯卧位,在颈正中线自枕外隆凸至第七颈椎之间的各颈椎棘突寻找压痛点或索条块,常见部位多位于颈5、颈6棘突处。局部常规消毒后,持注射器快速刺入,然后慢慢至棘突进行注射,并分层向两侧肌肉筋膜浸润,多点疼痛多点同时治疗。

(2)横突封闭

1)第一颈椎横突:取仰卧位,头略转向健侧,在乳突与下颌角连线上端、乳突前、下方各1厘米处有一骨性突起即是,按之有压痛,局部常规消毒后,慢慢进针至横突,回吸无回血、脑脊液后,注入药液。

2)第二颈椎横突:取仰卧位,头转向健侧,胸锁乳突肌后缘与环状软骨平面延长线交叉点处有一骨性突起即为第六颈椎横突。局部常规消毒后,持注射器刺入至横突,回吸无回血,注入药液。

3)第2~5颈椎横突:取仰卧位,头转向健侧,自乳突至第六颈椎横突做一连线,在连线前方约0.5厘米处,自上而下依次摸到第2~5颈椎横突,并做好标记,局部常规消毒后,刺至横突注射药液。

(3)关节囊封闭:取俯卧位或坐位趴于桌前,双臂放于桌上,前额抵于前臂支撑头部,在病变棘突旁开两横指处垂直进针,针尖达骨质后即为关节囊,患者多有酸胀、疼痛,即可注入药液。注射时不要将针尖向上斜刺。

(4)颈神经根封闭:取仰卧位或坐位,头转向健侧。方法同颈椎横突穿刺,刺至相应的颈椎横突,再将针尖向上或下试刺几次,即可出现放射性麻木、疼痛,说明已刺中相应的神经根。可根据麻木或疼痛的位置,来判断神经根的位置,并验证穿刺是否准确,如穿刺神经根准确,回吸无回血,注射药液,如不成功,则应继续寻找。

(5)椎间盘封闭:取仰卧位,头转向健侧。颈 5、颈 6 间盘病变较多,以颈 5、颈 6 为例,胸锁乳突肌后缘与环状软骨平面延长线交叉点,即为第六颈椎横突,局部消毒后,持针刺至第六颈椎横突尖,再将针以 15°～20°慢慢向上向内刺入,遇到弹性柔韧组织,回抽无回血或其他液体时,即达椎间盘,注入药液。正常椎间盘仅可注入 0.1～0.3 毫升,破裂时,可注入 0.5～8 毫升,不可强行注入过多。

(6)颈后肌肉封闭

1)枕下小肌封闭:取俯卧位或侧卧位,找到寰椎侧块和枢椎横突并做好标记,局部常规消毒后,将针慢慢刺入找到寰椎侧块,回抽无回血或脑脊液,注入药液,再将针刺至枢椎横突,注入药液。

2)颈中下段肌肉封闭:取俯卧位或侧卧位,在颈椎棘突旁找到病痛部位并做好标记,局部常规消毒后,持注射器刺入,边进针边注药液,直至椎板,由浅至深,由上到下,由一侧到另一侧。

(7)肩胛骨内上角封闭:取端坐位或趴于桌上,在肩胛骨内上角找到压痛点或硬结,并做好标记,局部常规消毒后,持注射器刺入,达到肩胛骨内上角或内缘,回抽无回血,注入药液。

(8)菱形肌封闭:取坐位或俯卧位,在肩胛骨内侧与脊柱之间寻找压痛点,多位于脊柱与肩胛骨内缘中线偏外与肋骨交接处,并做好标记,可有一个压痛点,也可出现多个压痛点。局部常规消毒后,持注射器刺至肋骨,注入药液,多点者

分别注入。

(9)其他封闭:颈椎病患者,也可在肩胛冈下窝、肩胛骨外侧缘、上臂、前臂等出现明显压痛点,这些部位相对较安全,也可给予封闭治疗。

7. 神经阻滞

(1)枕大、小神经阻滞:取俯卧位,患侧在上的侧卧位或趴于桌上,枕大神经压痛点位于乳突与枢椎棘突连线的中点,按压有向头顶、前额放射性痛。做好标记,局部常规消毒后,持注射器朝上 45°慢慢刺入,当患者感到放射痛时注入药液。也有部分没有放射痛者,也可注入药液。

枕小神经注射点位于乳突后方胸锁乳突肌附着点后缘处,按压可有头外侧放射痛,常规消毒后,持注射器刺入,有异感即注射药液。

(2)颈丛神经阻滞:取仰卧位,去枕头,头转向健侧,在胸锁乳突肌后缘与甲状软骨上缘的水平线相交处,摸到第四颈椎横突,术者示、中两指在前、中斜角肌间沟,触及颈 4 横突结节,局部皮肤及食、中两指常规消毒后,持针经两指间以稍向下背方向在斜角肌间刺入,达颈 4 横突结节间沟处,注入药液,然后将针退至皮下,再注入药液。

(3)臂丛神经阻滞:去枕仰卧位,头转向对侧,在锁骨中点上可触到前、中斜角肌,在前、中斜角肌肌间沟,向颈椎横突方向重压时,有异感向前臂放射,即为穿刺点。局部常规消毒后,持注射器刺过皮肤向对侧腋窝方向缓缓刺入 1～2 厘米,患者主诉有异感并向上肢放射即可停止进针,回抽无

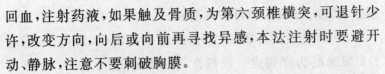

回血,注射药液,如果触及骨质,为第六颈椎横突,可退针少许,改变方向,向后或向前再寻找异感,本法注射时要避开动、静脉,注意不要刺破胸膜。

(4)星状神经节阻滞:星状神经节由颈下交感节和第一胸交感节合并而成,主要用于颈动脉型、交感神经型颈椎病,其阻滞方法有以下两种。

1)前入法:仰卧,头转向健侧,在胸锁关节上方2厘米,将胸锁乳突肌内侧头与颈总动脉内缘向外推开,气管向内推,在气管与颈总动脉之间形成一间隙。局部常规消毒后,垂直刺入达第七颈椎前外侧,针尖触及椎体,回抽无回血、气、脑脊液,即可注入药液。

2)侧入法:取仰卧,头转向健侧,在锁骨中点上方3厘米处,胸锁乳突肌后缘与颈外静脉相交点为穿刺点,局部常规消毒后,持注射器刺向第七颈椎横突,达横突后回抽无回血、气、脑脊液,即可注射药液。

(5)肩胛上神经阻滞:取端坐位或骑坐于椅子上,双手自然下垂,先摸出肩胛冈、肩胛骨下角,在冈上缘做一平线,通过其中点做一垂线,其外上方角的平分线上1.5~3厘米处为穿刺点,局部常规消毒后,用长穿刺针垂直刺入,向下内前方向推进,至喙突的基底部,将针退至皮下,略引向更内侧些,找到切迹并滑过,有肩部放射性异感,回抽无回血,即可推注药液。

(6)膈神经阻滞:取仰卧位,头转向健侧,在胸锁乳突肌锁骨头外侧、锁骨上2.5厘米外刺入,向内后方刺入2.5~3

厘米,回抽无回血,即可注入药液。

(7)高位硬膜外阻滞:取俯卧位或侧卧位,乳突下、后各
1.2厘米处为穿刺点。局部常规消毒后,在 X 线下,用 5 号
针进针,慢慢向颈 1～2 椎间隙后部进针,到达椎间隙前进针
更为缓慢,有一突破感,停止进针,回抽无回血或脑脊液,即
可推注药液。

8. 封闭疗法不良反应的应急处理 普鲁卡因毒性较
低,注入体内后分解迅速。最好用 0.25％溶液,因其比较安
全。但由于各人的病情、用量、体质及对该药物的耐受性均
不相同,所以在应用中还是应积极预防中毒及过敏反应的发
生。患者轻度反应时,会有发热、颜面潮红、头晕等感觉;较
重时,出现口干、流泪、恶心、呕吐、不安、面色苍白、胸闷、出
汗、呼吸困难、口唇发绀和惊厥等症状,所以应立即抢救。处
理方法如下:

(1)立即停止注射普鲁卡因药液,将针拔出。

(2)卧位,抬高两下肢,测体温、血压、脉搏及呼吸。

(3)静脉内注射 5％～10％葡萄糖注射液。

(4)注入足量的维生素 C 与抗过敏药物。

(5)反应比较重时,给予麻黄碱 0.015～0.025 克(肌内
或皮下注射);巴比妥类药物,如硫喷妥钠或安眠朋钠,静脉
注入,以减少中毒症状,对抗惊厥。硫喷妥钠浓度应在
2.5％以下,一般一次剂量为 0.2～0.5 克,注射应极缓慢,约
10 秒内注入 1％溶液 4～7 毫升。注入时注意防止引起呼吸
麻痹。安眠朋钠溶液浓度宜在 1％～5％,一次剂量为 0.2～

0.6 克,注射速度以每秒注入 1‰溶液 5～10 毫升为宜。

(6)吸氧。

(7)呼吸障碍时,马上做人工呼吸、气管插管进行急救。循环衰竭时做心脏按压。

9. 封闭疗法使用前后的注意事项 封闭治疗的目的是治疗疾病,这种治疗是比较安全的,患者只要充分做好准备就可以了。

(1)患者要充分理解治疗意义,提高信心,消除顾虑,和医生密切配合。

(2)术前患者不宜饮食过饱,防止麻药反应后呕吐,术前排空小便。

(3)做好普鲁卡因皮内试验,阴性时再做封闭。

(4)患者在封闭时,一律采用卧位,位置要舒适。注射时应先在封闭点皮肤做一皮丘,然后再逐渐边注射边深入,直到所需封闭的部位,这样可以减少疼痛。注射时,患者如有胸闷、心慌发热、颜面潮红、头晕、口干、流泪、恶心、呕吐等感觉不适症状,要立即告诉医生,以免发生不测。

(5)深部封闭时,若需改变注射方向,应将针头拔回至皮下组织后,再行改变方向,持针重新刺入,患者可能会有局部的疼痛,但马上就好。

(三)中西医结合穴位注射疗法

在颈椎病早期或急性阶段,采用热疗、针灸、按摩、电疗、口服中西药,均可调节血管活动、消散炎症反应,达到临床治愈。但是,反复发作转入慢性阶段后,产生了纤维变性增生、组织粘连、小血管闭塞、局部缺血瘀血,出现慢性疼痛、肢体麻木时,则迁延难治。穴位注射疗法是将药物注入有关穴位来调整脏腑经络的功能,以治疗疾病的方法。

1. 穴位注射的作用　穴位注射具有穴位、针刺、药物的多种作用。

(1)药物注射穴位,给穴位一定量的刺激,通过穴位调节机体经络,进而调节脏腑气血的功能,而起到扶正祛邪、疏通经络的目的。

(2)穴位注射刺激穴位较针刺刺激量大,作用持久,根据所选穴位的特异性,而发挥不同的作用,如活血化瘀、祛风散寒、益气养血、补肾壮骨、温通经脉、除痹止痛等作用。同时药物直接作用于腧穴,还具有一定的药理作用,弥散于穴位的药物,通过经络反射和经络循环途径,迅速并持续地作用于相应的脏腑器官,以平衡协调阴阳、调整脏腑。

(3)药物的作用不同,其发挥的治疗作用也不相同。活血化瘀药具有活血化瘀、通络止痛的作用,多用于瘀血型颈椎病;温经散寒药具有温通经脉、散寒止痛的作用,用于风寒型颈椎病;补肾壮骨药具有补益肝肾、强壮筋骨的作用,用于肝肾亏虚型颈椎病等。

因此穴位注射疗法不但为针刺治病提供了多种有效的特异性穴位刺激物,而且为药物提供了有特异性的给药途径,是一种较为理想的治疗方法。

2. 穴位注射的特点　穴位注射与其他疗法相比,具有

一些无法比拟的特点。

(1)复合作用:穴位注射既有针刺对穴位的机械作用,又有药物的化学作用,且两者发生协同作用,利于提高疗效。

(2)不良反应小:穴位注射药物用较小的剂量,既可获得和大剂量肌内注射同样的效果,由于用药量的减少,其不良反应也明显降低,尤其对不良反应较大的药物,穴位注射是一种较为理想的给药途径。

(3)作用时间长:穴位注射刺激量大,吸收需一定时间,因此可维持较长的治疗时间。

(4)治疗时间短,易于掌握:穴位注射较针刺时间短,且注射方法比针刺手法简单,易于掌握。

3. 穴位注射的常用中药 穴位注射常用中药多选用祛风散寒、活血化瘀、舒筋活络、补肾壮骨、消肿止痛的中药。

(1)秦艽注射液:具有祛风除湿、舒筋活络的功效。主治颈椎病、肩周炎、风湿性关节痛等。

(2)川芎注射液:具有理气活血,祛瘀止痛的功效。主治血瘀型颈椎病、肩周炎、跌打损伤等。

(3)丹参注射液:具有活血化瘀、通经止痛的功效。主治血瘀型颈椎病、肩周炎、冠心病、心绞痛、心肌梗死等。

(4)川乌注射液:具有祛风除湿、散寒止痛的功效。主治风寒型颈椎病、肩周炎、风寒湿痹、历节风痛、软组织劳损、四肢痉挛等。

(5)丁公藤注射液:具有祛风除湿、活血止痛的功效。用于颈椎病、肩周炎、风湿性关节炎、类风湿关节炎、坐骨神经

痛、腰肌劳损、肥大性腰椎炎、外伤性关节炎等。

(6)祖司麻注射液:祛风除湿,活血止痛。用于颈椎病、肩周炎、风湿性关节炎、类风湿关节炎等。

(7)复方狗脊注射液:具有祛风除湿,强筋健骨的功效。用于颈椎病、肩周炎、风湿性腰腿痛、软组织损伤等。

(8)复方丹参注射液:具有活血化瘀、行气止痛的功效。用于血瘀型颈椎病、肩周炎、心绞痛、心肌梗死等。

(9)复方三七注射液:具有活血化瘀、消肿止痛、理气开窍的功效。用于血瘀型颈椎病、肩周炎、心肌梗死、心绞痛、冠状动脉硬化。

(10)通络注射液:具有祛风除湿、温经散寒、通络止痛的功效。用于风寒型颈椎病、肩周炎、关节痛、腰腿痛等。

(11)复方寻骨风注射液:具有舒筋活络、活血化瘀、温经散寒、祛风止痛的功效。用于血瘀型及风寒型颈椎病、肩周炎、风湿性关节炎、类风湿关节炎、坐骨神经痛、感染性多发性神经炎、三叉神经痛。

4. 穴位注射的常用西药

(1)维生素 E 注射液:有抗氧化作用,用于治疗肌营养不良、肌萎缩性脊髓侧索硬化、习惯或先兆流产、不育症、肝昏迷等。穴位注射用于治疗颈椎病、腰腿痛等。

(2)维生素 B_1:维持神经、心脏和消化系统的正常功能,促进新陈代谢,用于神经炎、食欲缺乏、颈椎病、肩周炎的辅助治疗。

(3)维生素 B_6:参与氨基酸与脂肪的代谢,用于神经炎、

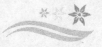

妊娠呕吐、颈椎病、肩周炎的辅助治疗。

(4)维生素 B_{12}：参与蛋白的合成，用于维生素 B_{12} 缺乏性贫血、神经损害、颈椎病、肩周炎的辅助治疗。

(5)葡萄糖注射液：葡萄糖可补充水分和热能，穴位注射利用溶液渗透压对穴位的刺激作用，浓度越大，刺激性越大，用于颈椎病、肩周炎的辅助治疗。

(四)硬膜外激素疗法

硬膜外激素治疗方法对颈椎病的治疗，疗效肯定，操作方便，并且安全可靠，被认为是最有效的保守疗法之一。除了有全身或者局部感染，颈椎结核，心、肝、肾功能不全，过敏体质和年迈体弱者之外，一般颈椎病患者都可应用这一方法。

糖皮质激素被用于颈椎病的治疗，主要原理有：一是它有降低毛细血管通透性、减少充血、抑制炎性浸润和渗出的作用，这对解除颈椎病局部的细菌性炎症有帮助。二是颈椎病的许多症状大多是因为受累的神经根被过度牵拉、压迫，所以在硬膜外滴注或是注射激素可以消除神经根的疼痛，从而达到治疗颈椎病的目的。

除此之外，应用激素的过程中，同时加入生理盐水或者 $0.5\% \sim 1\%$ 普鲁卡因溶液，可使神经与神经，组织与神经间的粘连分离；加用维生素类药物则可以增强神经组织的营养代谢，使发炎的神经组织得到更好的恢复。

激素的硬膜外治疗方法主要分滴注和封闭两种方法。

1. 硬膜外激素封闭疗法　硬膜外激素封闭疗法主要是

将激素一次性注入硬膜外腔的一种方法,所用药液一般是5
毫升醋酸泼尼龙(强的松龙)混悬液加2％利多卡因5毫升。
它主要适用于颈型、根型、椎动脉型及轻度脊髓型。

具体操作:

(1)局部消毒,铺无菌单,局部麻醉之后(穿刺点一般选
择于颈椎7、胸椎1棘突间)。

(2)取硬膜囊穿刺针于棘突间刺入皮肤皮下、棘上韧带、
棘间韧带后,针尾向症状侧倾斜15°～30°。

(3)通过黄韧带有落空感之后拔出针芯,回吸无脑脊液、
无阻力,即确认为硬膜外腔后,将导管送入3～4厘米,退针
留管。

(4)经导管注药2毫升,5分钟之后,无脊髓麻醉征象
后,再推注5～6毫升,观察5分钟,如是症状重阻滞充分,神
经根疼痛症状会充分消失,肢体麻木症状可得到缓解。

(5)术后观察1～2小时,没有不良反应后即可离院。

2. 硬膜外激素滴注法 硬膜外激素滴注法是在第二胸
椎处做椎管硬膜外穿刺,插入导管到第七颈椎之下,然后接
上输液瓶,点滴大量加入激素的药液的方法。所用药液由生
理盐水、地塞米松、维生素 C、维生素 B_6、维生素 B_{12}、利多卡
因等成分组成,并根据颈椎病的类型,在具体使用中确定各
种药物用量。

(1)颈神经根型

第一组:生理盐水 150～200 毫升,地塞米松 10 毫克,维
生素 C 500 毫克,维生素 B_6 100 毫克,维生素 B_{12} 0.3 毫克;

间隔 4 小时后用第二组：生理盐水 50 毫升，地塞米松 20 毫克；间隔期间保留硬膜外插管。

（2）椎动脉型

第一组：生理盐水 50 毫升，普鲁卡因 5 毫克，地塞米松 10 毫克；间隔 1 小时后用第二组：生理盐水 200 毫升，地塞米松 20 毫克，维生素 C 500 毫克，维生素 B_6 100 毫克，维生素 B_{12} 0.3 毫克。

（3）早期脊髓型

第一组：生理盐水 100 毫升，地塞米松 5 毫克，维生素 C 500 毫克、维生素 B_6 100 毫克，维生素 B_{12} 0.3 毫克。

（4）混合型

第一组：生理盐水 50 毫升，普鲁卡因 5 毫克，地塞米松 10 毫克；间隔 1 小时后用第二组：生理盐水 200 毫升，地塞米松 20 毫克，维生素 C 500 毫克，维生素 B_6 200 毫克，维生素 B_1 20.5 毫克。

（五）手术疗法

早期颈部肌肉疼痛，可以通过药物及物理治疗减轻痛症。但如果疼痛不止，手脚开始麻痹，甚至肌肉萎缩影响到日常行动，西医建议进行手术治疗。

1. 手术治疗的基本原理　颈椎病手术治疗可以概括为减轻压迫、消除刺激、增强稳定、制动以防止进行性损害等。通过手术所要达到的治疗目的是扩大神经根管、椎间孔、横突孔、椎管，解除或松解对血管、神经、颈髓等的刺激与压迫；

祛除病变的椎间盘、过于肥厚或骨化的韧带及骨赘,以达到减压,消除刺激、压迫、粘连的目的;椎间植骨以恢复或增强颈椎稳定性,恢复其正常的生理曲线,或限制颈椎某部位的局部活动,防止进一步的神经、脊髓压迫。

2. 需要手术治疗的颈椎病患者

(1)颈型颈椎病需要手术的情况:颈型颈椎病原则上不需手术,只有极个别病例经长期非手术疗法无效,而且严重地影响正常生活或工作者,可考虑手术。由于目前在颈型颈椎病及项背肌肌肉筋膜炎的认识上,骨科专家仍存在一定的分歧,所以对于颈型颈椎病的手术应当非常慎重。

(2)神经根型颈椎病需要手术的情况:神经根型颈椎病原则上应首先采取非手术治疗,绝大部分患者不需手术。具有下列情况之一者可以考虑手术治疗:①正规而系统的非手术治疗3~6个月无效,或非手术治疗虽然有效但病情反复发作而且症状严重,影响正常生活或工作者。②由于神经根受到压迫刺激导致所支配的肌肉进行性萎缩者。③有明显的神经根刺激症状,急性的剧烈疼痛、严重影响睡眠与正常生活者。

(3)脊髓型颈椎病需要手术的情况:由于绝大部分脊髓型颈椎病患者非手术治疗不能有效缓解症状,有一部分患者由于自己不愿手术而采用非手术治疗的方法,其中绝大多数在非手术治疗期间症状加重或出现不可逆性四肢瘫痪。因此,从原则上来讲,脊髓型颈椎病一经确诊,又无手术禁忌证的话,应尽早手术治疗。对于椎管较宽而症状较轻者,可以适当采取一些非手术治疗,并定期随诊,若治疗无效或症状加重则应尽快手术治疗。

(4)椎动脉型颈椎病需要手术的情况:绝大多数的椎动脉型颈椎病应当首选非手术的保守疗法,同时具有下列情况者可考虑手术:①颈性眩晕有猝倒史,经非手术治疗无效者。②经颈椎椎动脉造影或磁共振椎动脉显影,证实了椎动脉型颈椎病的诊断,非手术治疗,效果不明显者。

(5)交感型颈椎病需要手术的情况:交感型颈椎病,绝大多数非手术治疗可以有良好的效果,仅仅在症状严重影响患者生活,经非手术治疗无效,经颈交感神经封闭或颈椎高位硬膜外封闭试验证实症状有明显减轻,且证实为节段性不稳定或椎间盘膨出者可考虑手术。但由于交感型颈椎病与神经官能症、更年期综合征等难以鉴别,某些患者甚至可能并发有精神心理因素而使症状夸大,因此手术指征应从严掌握,手术治疗应当非常慎重。

(6)其他型颈椎病的手术治疗:其他型颈椎病,如因椎体前缘突出的骨赘向前方压迫与刺激食管引起吞咽困难,经非手术疗法无效者,可以手术将椎体前缘突出的骨赘切除,从而解除对食管的压迫。

3. 不能手术治疗的颈椎病患者 绝大多数颈椎病患者可通过非手术治疗得以治愈或缓解,而手术疗法并非适应所有的颈椎病患者,通常认为有以下情况者不能进行手术治疗:

(1)颈椎病症状轻微,不影响正常生活与工作者。

(2)经非手术治疗后症状已消失或有显著缓解者。

（3）全身状况不好，有严重代谢性疾病或主要脏器有明显器质性改变而不能耐受手术与麻醉者。

（4）年逾 70 岁，已失去工作和生活自理能力者。

（5）病情严重，病程 2 年以上，有四肢严重广泛性肌萎缩，或有完全性脊髓功能障碍者。

（6）诊断不明确，但又不具有手术探查指征者。

（7）有精神病，术前、术中及术后不能积极配合治疗者。

4. 手术前的准备工作　由于颈部有重要的神经、血管、食管和气管等组织器官，颈椎结构复杂，手术难度较大，手术中容易出现各种意外，手术后患者必须制动及保持适当体位等，所以手术前准备甚为重要。除了常规的手术前准备工作之外，针对不同的麻醉方式，有不同的要求：

（1）局麻手术的准备：手术前患者要练习手术体位，在两肩胛部垫一枕头使颈椎略取过伸位。此外，医生还会帮助患者解除不必要的思想顾虑，使患者了解手术的主要操作程序，能发挥主观能动性配合手术，同时也为手术后恢复打下基础。

（2）全麻手术的准备：患者应了解手术时所应采取的体位，以免手术后颈部过伸、过屈使植骨块被挤压而出现松动脱出。要注意全麻后仰卧体位的呼吸道并发症及注意防治压疮。前路手术一般出血不多，不需要输血，而后路手术则要做输血准备。多数患者术前必须预制石膏型颈围。

5. 常见的手术方案

（1）传统的颈椎融合手术：医生取患者自体骨（一般为髋

骨部位),填补受损椎间盘。但此法使两节颈椎互相融合,相当于令患者的 7 节颈椎只剩下 6 节,每节所承受的压力也相应增加,加速了其他颈椎间盘的退化。

(2)前位颈椎椎间盘融合术:跟传统颈椎融合术不同,植入的是有少许弹性的合成纤维人造骨,让患者手术后的伤口痛楚及并发症可能性大大减低。

(3)人工颈椎间盘植入术:这项在欧美已经开展四五年的新技术,是把钛合金人工颈椎间盘系统植入,取代病变椎间盘,让脊髓神经不再受压。由于术后关节能自由活动,回复弹性,可有效减低邻近颈椎盘的退化,避免进行融合术 10 年内有 30%患者要为颈椎相连关节动手术的情况。

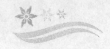

五、颈椎病物理疗法

应用天然或人工制造的声、光、电、热、冷及磁等物理因子作用于人体，达到防治疾病的方法，称为物理疗法，简称理疗。

理疗无创伤、无痛苦，一般无不良反应，且治疗时较为舒适，具有其独特的医疗价值，是治疗颈椎病的一种辅助手段，可配合针灸、小针刀、推拿、穴位注射、药物等其他疗法，部分理疗设备也可作为颈椎病家庭保健的器械。

(一)物理疗法的应用原理

当颈椎骨质增生压迫神经根与脊髓时，会致炎症反应。应用超声波、红外线、电疗、热疗等，能产生促进炎症消退、吸收水肿的作用。

炎症反应日久会造成组织粘连，手术后的患者通常有大量的瘢痕。理疗具有松解粘连，软化瘢痕的作用。

神经根与脊髓长期受压可致肢体麻木、肌肉萎缩，电疗能刺激神经根，兴奋脊髓，减轻麻木，促进肌萎缩的恢复。

(二)物理疗法的主要作用

1. 消炎、消肿 几乎各种物理因素都可以引起机体发生充血性反应,其中温热疗法最明显,超短波、微波疗法作用于深层且持久。充血能使血液循环旺盛,改善局部组织的营养,增强单核吞噬细胞的吞噬功能,加速病理产物和炎症产物的排泄,因而起到消炎、消肿的作用。

2. 镇静、镇痛 主要是针对肌肉、神经、关节及内脏的痉挛性疼痛。

3. 缓解痉挛 主要是针对肌肉,特别是内脏平滑肌痉挛。同时部分理疗因素还可以松解粘连及软化瘢痕。

4. 改善血液循环,增加组织营养 各种物理因素均可以引起人体组织产生充血反应,可以改善血液循环和组织营养,增强单核吞噬细胞系统功能。

5. 调节自主神经和内脏功能 通过物理因素对反射区的刺激,对自主神经功能失调及内脏的功能有调节、平衡作用。

6. 改善药物对机体的作用 理疗可以促进药物向组织器官渗入,也可以加强组织器官直至整个机体对药物的感受性和反应性。

7. 增强机体的适应功能 物理疗法可以通过神经、内分泌系统的作用,改善机体对外界环境有害理化因素作用的适应功能,提高机体的适应能力。同时,部分理疗因素有杀菌的功能。这对预防和治疗疾病有重要作用。

从以上的作用可以看出,理疗的作用范围还是很广泛的。临床上一般将理疗用于炎症、各类损伤、粘连与瘢痕、溃疡、疼痛及功能障碍性疾病。理疗可以单独使用,更多的情况下是和其他治疗方法一起使用,从而达到较好的效果。

(三)红外线疗法

任何物体的温度高于绝对零度(-273.16℃)时,均可辐射出红外线。红外线疗法也就是热射线疗法,它是利用热射线作用于人体以治疗疾病的方法。

1. 治疗作用

(1)扩张血管,加快血流,改善血液循环和淋巴回流,加强组织营养,促进细胞再生,加快炎症产物、代谢产物的排泄及水肿的吸收,从而达到消除慢性炎症的目的。

(2)降低肌肉的张力和神经的兴奋性,从而缓解疼痛。

(3)减轻粘连,软化瘢痕,促进与颈椎病有关的各种运动器官功能的恢复。

(4)干燥皮肤,促进创口渗液吸收。

2. 适应证与禁忌证

(1)适应证:适用于肥大性脊柱炎,骨质增生、骨折脱位后功能障碍,术后粘连,瘢痕挛缩,肌肉痉挛,软组织损伤,劳损,肌炎,神经炎,纤维组织炎,注射部位硬结,慢性溃疡,伤口不愈等。

(2)禁忌证:急性感染(麦粒肿、疖肿、淋巴结炎),急性创伤(外伤后局部出血、渗出、肿胀),动脉阻塞性疾病,高热,有出血倾向,活动性肺结核,恶性肿瘤,重症心血管疾病等均禁用。

3. 照射剂量 照射剂量以照射的距离,时间和患者的主观感觉为依据,治疗时辐射器与皮肤的距离为 30~60 厘

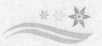

米,每次照射 15～30 分钟,以患者有舒适的温热感,皮肤可出现淡红色均匀的红斑,皮温不超过 45℃ 为宜。如患者有烧灼感或皮肤出现大理石状的红斑时则为剂量过大,应增大照射距离或停止照射。临床上应根据病变的部位、年龄及机体的功能状态选择。

4. 局部照射　颈椎病患者一般直接照射后项部,以痛区为中心,功率 500 瓦(W)以上,灯距为 50～60 厘米;功率 250～300 瓦,灯距为 30～40 厘米;功率 200 瓦以下,灯距为 20 厘米左右。以患者温热感为度,每次照射 20～30 分钟,一般每日 1 次,10～20 次为 1 个疗程。一般多在复位和牵引前进行红外线照射,由于红外线的热效应使肌肉的张力降低,缓解肌肉痉挛,故有利于复位成功。

5. 注意事项　照射前须检查患者颈项部的皮肤温度感觉是否正常,有障碍者一般不予照射;如须照射,要密切观察皮肤反应,严格掌握剂量,以防烫伤。长波红外线可以透入角膜,短波红外线可达视网膜。因此,红外线可引起白内障和视网膜灼伤,故应注意保护眼睛(可用浸水的棉球或纱布盖于眼部)。

(四)超短波疗法

利用超短波治疗疾病的方法称为超短波疗法。

1. 治疗作用

(1)利用超短波机械振动的压力变化,可以增强细胞膜通透性,提高组织细胞代谢,促进骨痂生长,增强细胞的活力

和再生能力。

(2)利用超短波产热作用升高组织温度,可使组织充血,渗透性增高,加强组织细胞的生化反应,改善局部组织血液循环和营养,促进水肿吸收和炎症消散。

(3)超短波能加速或抑制化学反应,使很多酶活化,并使组织酸碱度发生变化,减轻炎症,降低神经兴奋性和传导速度,从而达到缓解或抑制疼痛的目的。

2. 适应证与禁忌证

(1)适应证:各型颈椎病所致的肌痉挛性疼痛,局部组织血液循环障碍,各种急性非化脓性炎症,损伤后局部水肿,肩周炎等。

(2)禁忌证:高热、恶性肿瘤患者,妊娠,以及生殖腺、内分泌部位禁用超短波治疗。

(五)微波疗法

微波疗法是应用波长 1 米至 1 毫米,频率 300~30 000 兆赫的电磁波治疗颈椎病的方法。按波长微波又分为分米波(波长 100~10 厘米)、厘米波(波长 10~1 厘米)和毫米波(波长 10~1 毫米)。目前,在治疗上常用的微波频率为 2 450 赫兹,波长为 12.5 厘米,在医用电磁波谱中,它位于超短波和长波红外线之间。

1. 治疗原理

(1)热效应:微波的电磁能量在组织中能引起离子及偶极子振动、转动和摆动等物理现象,使离子与偶极子互相之

间或与周围组织发生摩擦,产生热效应。

(2)非热效应:使用小剂量微波,作用于介质或生物体时,能产生离子与偶极子的振荡运动,以无升温而产生生物作用为特点。

2. 治疗作用 小剂量微波使微血管及小动脉扩张,血流增加,组织营养得到改善,同时加快对渗出物吸收,加速消除诱发炎症的有害物质和代谢产物,减轻局部刺激,故可消肿镇痛。微波可使巨噬细胞活性增强,抗体和补体增加,使吞噬细胞的作用加强,利于炎症的控制。炎症的不同时期应选用不同的剂量,在颈椎病的急性期,神经根水肿、渗出,吸收微波较多,宜用小剂量,治疗时间短;慢性期,可用中等剂量及较长的时间治疗。另外,微波产生的内生热可降低肌张力,解除颈椎病导致的肌紧张。

3. 治疗方法 对于颈椎病的治疗,常采用圆形辐射电极照射颈部,辐射距离为5～10厘米,治疗剂量依病情不同采用无热能、微热能或温热能,每日1次,每次10～15分钟。

(六)磁疗法

磁疗法是用磁场作为一种刺激经络穴位来治疗某些疾病的方法。对颈椎病伴有肌肉劳损,肌肉筋膜炎的病例和少数神经根型颈椎病疼痛较明显的病例进行治疗,或在减轻疼痛方面有一定效果。

1. 治疗作用

(1)镇痛作用:大量病例在临床实践中证明,磁场有较好的镇痛作用。磁场作用可提高人体痛觉阈值,其镇痛作用可能与磁场降低末梢神经的兴奋性及阻滞感觉神经的传导,改善局部血液循环,加深炎症渗出物的吸收消散,缓解神经末梢的压迫,以及一些缓激肽等致痛化学介质发生某些变化有关。

(2)消肿作用:磁场对人体作用可使细胞膜的通透性增加,微循环得到改善,促进局部血液循环而起到消肿作用。

(3)消炎作用:磁场对组织的生物物理和生物化学方面有影响,从而改善血液循环和促进新陈代谢,起到消炎作用。

(4)镇静作用:大量临床病例发现,磁场对中枢神经系统的功能有抑制作用,能改善睡眠状态,延长睡眠时间,缓解痉挛,降低血压等。

(5)其他:近年来据一些临床与实验研究报道,磁场尚有消减体表良性肿物,抑制移植瘤的生长,延迟老化现象,以及抑制某些肿瘤的生长与转移等作用。

2. 治疗方法

(1)静磁场疗法:静磁场疗法是将磁片置于穴位表面,产生恒定磁场以治疗疾病。常用以下敷贴法。

1)直接贴敷法:将磁片或磁珠直接贴敷于腧穴,进行穴位刺激的方法,为临床磁疗法最常用、最基本的方法。辨证选穴后,先用75%乙醇穴区消毒,干燥后将磁片或磁珠放置穴区或阿是穴,再用胶布固定,常用单块贴敷法、双块对置法、双块并置法,每周2次。

2)间接贴敷法:将磁片缝入衣服、口袋、护腕等制成磁

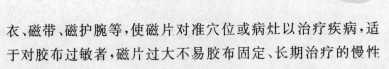

衣、磁带、磁护腕等,使磁片对准穴位或病灶以治疗疾病,适于对胶布过敏者,磁片过大不易胶布固定、长期治疗的慢性患者等。

3)耳穴贴磁法:将直径约1毫米的小磁球置于所选耳部穴位,然后胶布固定,3日1次,两耳交替进行。

(2)脉冲或脉动磁场法(动磁法):是在静磁法基础上发展起来的治疗方法。直流电脉冲感应磁疗机、磁颤摩机等均可产生脉冲或电动磁场,其电极有南北之分,两极可在同一磁头,治疗时将磁头放置于局部进行。还有一种装置是两极分开一定距离,治疗时将肢体或躯干患部置于两极之间进行。磁极表面的磁场强度可以调节大小,最高可达1 000毫特,视治疗的需要进行选择。每次治疗时间一般是15~30分钟。

(3)交变磁场疗法:一般采用频率为5~10赫的低频交变磁场,常用电磁感应机进行。治疗时选择适合的磁头放置在穴位或患部,磁头的表面磁场强度可以调节。常用30~150毫特,每次治疗20~30分钟。治疗时磁头可发热,治疗时间较长时更明显,应注意防止烫伤。

(4)磁电综合疗法:将某些低频电流或中频电流与静磁场联合应用。常用感应电流,中频电流或与刺激电疗法结合应用。治疗方法同电疗法,只是用两个或多对电极,电极不是用铅板或金属板,而是用磁片代替。治疗时磁片电极接通电流,操作方法同各电疗法。

(5)磁针疗法:指敷贴法与针灸的耳针或皮内针同时联

合应用的治疗方法。将耳针或皮内针埋置妥当后,在针尾露出皮肤部分放置　磁片用胶布固定后,按敷贴法的操作方法治疗。

(6)磁水疗法:将生活用水以适当的速度流经一定的磁场(磁水器)处理后的水,称磁处理水。治疗时患者每日饮用2 000~3 000毫升,早晨空腹时饮用疗效较好,服用3~6个月为1个疗程。磁水以当日磁化、当天饮用为佳。

3. 适应证　各型颈椎病、腰腿痛、软组织损伤、肌纤维炎、神经性头痛、坐骨神经痛、关节炎、腱鞘炎,以及支气管炎、原发性高血压、心脏病、胃病、肠炎、胆囊炎等。

4. 注意事项　磁疗法的不良反应多在2天内出现,如心悸、心慌、恶心、嗜睡、乏力、头晕、低热等,轻者可继续治疗,严重者可取下磁片,中断治疗。个别患者有皮肤过敏反应,贴磁后接触磁片的皮肤发生皮炎或破溃,此时应停治或改用其他磁疗方法。

(七)高压低频电疗法

高压低频电疗是利用电流为5赫兹,脉冲宽度为0.7~2.0毫秒的方波治疗疾病的方法。

1. 治疗作用

(1)抑制感觉神经,提高痛阈,具有良好的镇痛作用。

(2)促进局部血液循环和促进淋巴回流,具有消炎、消肿作用。

(3)增强肌力,改善小关节功能,恢复颈椎的内外平衡。

2. 适应证与禁忌证

(1)适应证:颈性神经炎,神经痛,颈部无菌性炎症,颈椎小关节紊乱,自主神经功能紊乱,周围软组织损伤,肌无力等。

(2)禁忌证:出血倾向、恶性肿瘤、活动性肺结核、急性炎症等忌用此疗法。

(八)感应电疗法

感应电疗法是应用频率在 1 000 赫兹以下的脉冲电流来治疗疾病的方法,此法无明显电解作用,对感觉、运动神经均有较强烈的刺激作用,有止痛作用而无热效应。

1. 治疗作用

(1)兴奋运动神经和肌肉组织,使肌肉收缩,促进神经再生,增强肌肉功能,松解软组织粘连。

(2)解除肌肉痉挛,对肌源性疼痛具有明显的止痛作用。

(3)扩张肢体血管,促进和改善血液循环和淋巴回流,消除水肿,增加组织营养,增强新陈代谢。

(4)对感觉神经和自主神经亦有刺激作用。

2. 适应证与禁忌证

(1)适应证:颈性肌萎缩,肌痉挛,神经炎,软组织挫伤与劳损,急慢性疼痛。

(2)禁忌证:有出血倾向,急性炎症等禁用此疗法。

(九)神灯疗法

神灯疗法又称特定电磁波(TDP)疗法。

1. 治疗作用　因为 TDP 辐射器有一个特殊的电磁波辐射板,在辐射板的表面涂有 33 种元素,在热、电的作用下,能辐射出一种与生物体辐射的波长相近似的稳定电磁波,当用它射照人体一定部位时,这种特定电磁波与人体辐射波相遇,产生一种"共感效应",加上 TDP 辐射器的温热效应,因此具有如下作用。

(1)温热作用:可引起血管扩张充血,加速血流,能消炎、消肿、促进渗出物的吸收和消散,由于血流加速,血液循环得到改善,局部组织的营养状况亦随之改善。同时由于组织升温,细胞的生化反应加速,从而提高组织的新陈代谢和促进组织细胞的再生,有利于损伤组织修复。

(2)止痛作用:一方面由于温热作用,降低神经的兴奋性,另一方面由于消肿,解除肿胀对神经末梢的压迫,从而使疼痛得以缓解或消除。

2. 适应证与禁忌证

(1)适应证:神灯疗法已经广泛、有效地用于治疗颈椎病,主要适应证有:神经根炎、颈性肩周炎、关节炎、神经痛、软组织损伤、肌痛、肌炎、肌腱炎,以及与颈椎相关的消化系统、心血管系统疾病,还可治疗皮肤创口感染、溃疡等。

(2)禁忌证:高热、出血倾向、活动性肺结核等忌用此疗法。

3. 注意事项　治疗时,应充分暴露治疗部位,保护眼

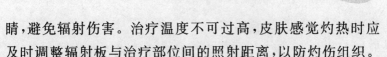

睛,避免辐射伤害。治疗温度不可过高,皮肤感觉灼热时应及时调整辐射板与治疗部位间的照射距离,以防灼伤组织。

(十)离子导入疗法

离子导入疗法又称直流电离子导入疗法,是利用直流电将药物离子通过完整的皮肤或黏膜导入人体治疗疾病的一种物理疗法。

1. 工作原理　中药离子导入法是根据中医辨证施治的原则,利用单向的调制中频脉冲电流,将药物离子导入体内,直接作用于病灶部位,更好地发挥药物的作用。同时,中频脉冲电流作用于人体局部深处,使肌肉发生有规则和无规则的各种收缩、按摩运动。通过对神经的刺激减轻疼痛感觉,加快局部组织的新陈代谢,具有改善血液循环、放松肌肉、舒通经络的作用,最终达到药物治疗和中频电疗的双重目的。

2. 治疗设备

(1)离子导入疗法所需治疗设备有治疗机、导线、电极板、衬垫、固定电极用品、专用药液及专用的药物衬垫。选用的药物必须能电解分离成带正电荷或负电荷的离子(或胶体质点)。常用药可配制成 2%～10% 的水溶液。剧毒药的浓度及剂量应严格掌握,在衬垫上的药量不宜超过注射给药时的一次用量。浸药的衬垫以绒布或 2～4 层纱布制成,亦可用滤纸,面积与浸药水的布衬垫相等。为防止沾染寄生离子,每个药物衬垫需有标记,供一种药物专用。

(2)离子导入疗法的种类:离子导入疗法使用时可选用

衬垫法、水浴法、体腔法等。

1)衬垫法：最为常用，治疗时将用药液浸湿的药物衬垫直接置于治疗部位的皮肤上，在药垫上再放置以水浸湿的布衬垫、金属电极板等。放置药垫的电极称为主电极，另一极为辅电极。主电极经导线与治疗机的一个输出端相连接（其极性必须与拟导入药物离子的极性相同），辅电极与治疗机的另一输出端相接；亦可将与阳极及阴极相连的衬垫都用药液浸湿，同时分别导入不同极性的药物离子。

2)水浴法：适用于前臂、小腿、手、足、指、趾等部位。治疗时将药液盛于水槽内，使治疗部位浸入水浴中，主电极置于水槽内壁，辅电极置于水槽的另一端或固定于身体的相应部位。

3)体腔法：进行体腔治疗时，应选用特制的体腔电极（一般以硬橡皮、有机玻璃等材料制成）。先将体腔电极插入阴道、直肠等体腔内，然后往电极内灌注一定量的药液，辅电极置于身体的适当部位。

应用离子导入疗法的药物有碘化钾、普鲁卡因、冰醋酸、陈醋、威灵仙及草乌浸出液和一些自配中药制剂等。

3. 疗法特点

(1)本疗法具有直流电和药物的综合作用。直流电使机体产生一系列复杂反应，导入体内的药物离子保持原有的药理特性，二者具有互相加强的作用。直流电和药物作用于内、外感受器，通过反射途径而引起一定的反应。导入的药物还可通过体液途径产生相应的作用。

(2)可将药物直接导入治疗部位,并在局部保持较高的浓度。用直流电导入浅部病灶的药物量比肌注法高得多。因此,本疗法特别适用于治疗比较表浅或血流瘀滞的病灶。

(3)导入体内的药物离子在局部皮肤浅层形成离子堆,所以在体内存留的时间比其他给药方法长,药物作用的持续时间较久。

(4)用直流电导入体内的只是能发挥药理作用的药物离子,而采用注射或口服的方法给药,往往引入体内大量没有治疗意义的溶媒或基质。

(5)不破坏皮肤的完整性,不引起疼痛,不刺激胃肠道,因而易于被患者接受。

离子导入疗法治疗颈椎病具有促进颈部血液循环、舒张血管、增加局部血流量、改善局部组织营养、减轻组织水肿和缺氧状态、减少疼痛、改善局部代谢、减轻炎性反应等作用。

(十一)坎离砂疗法

坎离砂疗法是利用醋酸和氧化铁作用生成醋酸铁时所放出的热能作为热源,传至身体表面,达到治疗作用的一种物理疗法。

1. 坎离砂的制备方法　先将防风、当归、川芎、透骨草等中药捣碎加醋和水煮沸过滤,然后倒入用强火煅烧过的铁末内,搅拌冷却即成。应用时取坎离砂加少量食醋,醋与氧化铁作用生成醋酸铁,并放出大量热能。由于化学反应逐渐进行,坎离砂温度逐渐升高,约经 10 分钟后达 50℃左右,20~30分钟后可达90℃,60~90分钟后温度逐渐下降,约为70℃。因此,其温度曲线为渐升缓降。坎离砂可重复使用,但随使用次数增多,升温渐次变慢、变低。用过10~15次后,最高温度仅达70℃~80℃。此外,升温情况与在应用时所加入的醋浓度有关。所加的醋酸浓度较高时,温度上升较快。

2. 坎离砂疗法治疗颈椎病的机制 主要作用是温热及机械性压迫作用。治疗时局部皮肤温度明显升高,毛细血管扩张,局部血液循环及物质代谢加强,营养状态改善。在整个治疗过程中能保持较高的温度,热作用比蜡疗法强且持久。温热可降低周围神经的兴奋性,因此具有较好的镇痛、解痉、抗炎等作用。此外,制备坎离砂过程中所应用的中药,应具有活血化瘀、祛风散寒、止痛消肿等效用。

3. 注意事项 操作人员应戴口罩,以防吸入粉尘,注意保护眼睛,以免粉尘误伤眼球。掌握好坎离砂的温度,以免烫伤。

(十二)石蜡疗法

石蜡疗法是利用加热软化的石蜡作为温热介质(导热体),敷贴于颈项等部位,使局部组织受热、血管扩张,循环加快,细胞通透性增加,以治疗疾病的一种物理疗法。此法简便易行,家庭也可采用。

1. 治疗作用 石蜡疗法的主要作用为温热作用和机械压迫作用。蜡疗无化学刺激性。

(1)温热作用:石蜡疗法具有较强而持久的温热作用,在治疗时,能促进局部血管扩张、血液循环,增强细胞的通透性,有利于血肿的吸收和水肿的消散,并能加强网状内皮系统的吞噬功能,提高新陈代谢,消炎退肿。因石蜡含有油质,可润泽皮肤,加强皮肤的柔软性和弹性,软化松解瘢痕组织、挛缩肌腱。蜡疗能改善皮肤营养,加速上皮生长,促进再生,有利于颈椎病、软组织损伤、骨折的愈合及患部疼痛的康复,镇痛解痉。

(2)机械压迫作用:石蜡具有良好的可塑性和黏稠性,能与人体皮肤紧密接触,在逐渐冷却时体积逐渐缩小,施压于皮肤及皮下组织,产生柔和的机械压迫作用,促进组织内的渗出液的吸收,防止淋巴液和血液渗出,并使温热作用深而持久,故有消肿止痛作用。

2. 治疗方法

(1)刷蜡法:用平毛刷浸入 56℃～65℃ 的石蜡内,迅速在治疗部位皮肤上均匀涂抹,达到 0.5 厘米厚的蜡壳。或用蘸有蜡的纱布稍拧干,5～8 层覆盖治疗部位后包好。

(2)蜡盆法:将熔蜡倒入铺塑料胶布的盆中,厚度为 2～3 厘米,待表面冷却凝固后,连同塑料胶布一起翻转贴放于治疗部位进行治疗。

(3)浸蜡法:将石蜡加温 55℃～60℃ 熔化后倒入盆或桶中,用平毛刷浸蜡液,迅速而均匀地在治疗的肢体先涂刷一层较薄石蜡,冷凝形成蜡壳后,再将 8～10 层浸透蜡液的纱布敷于蜡层上,用胶布或塑料布包好,可保留 24～48 小时。

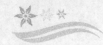
对急性扭伤、挫伤、关节疼痛疗效好。

石蜡疗法一般每日或隔日 1 次,每次治疗持续时间 30～60 分钟,情况特殊者可灵活掌握,12～20 次为 1 个疗程。

3. 适应证与禁忌证

(1)适应证:各型颈椎病,腰腿痛,肌肉劳损,扭挫伤,外伤性滑囊炎,关节炎,腱鞘炎,关节功能障碍,瘢痕挛缩,神经炎,神经痛等。

(2)禁忌证:恶性肿瘤,活动性肺结核,有出血性倾向的疾病,感染性皮肤病。

4. 注意事项

(1)要准确地掌握好蜡的温度,防止烫伤。

(2)在治疗中注意患部皮肤情况,防止过敏。皮肤有破裂者可盖一层凡士林纱布。

(3)有感觉功能障碍者不宜进行蜡疗。

(4)石蜡为易燃物质,在使用与保存时特别要注意防火。

(十三)泥疗法

泥疗法是以各种泥类物质加热后敷在颈椎及颈部,将热传至机体,达到治疗作用的方法。治疗泥主要有:淤泥、泥煤腐殖土、黏土和人工泥等。这些治疗用泥来源广泛,容易找到。

1. 治疗作用 主要是通过它的温热作用、机械作用、化学作用及放射性辐射与电离作用,使颈部交感神经兴奋性降低,毛细血管扩张,皮肤充血,血液和淋巴循环增强,可改善组织的血液供应,从而缓解颈痛及局部肌肉痉挛,减缓脊髓型颈椎病肢体失用性萎缩的发生。温热作用还可使全身血液循环加快,改善脑血供,缓解椎动脉型颈椎病的症状。

2. 注意事项 泥疗中有可能出现一些全身及局部反应,因此决定泥疗时,要选择合适的方法、温度、时间、部位及次数,同时治疗时室温要合适,要通风良好,泥疗后注意冲洗干净,注意休息。在治疗中为补充机体水分的丢失,要适当饮用淡食盐水或热茶水等。治疗中如出现头晕、心悸、恶心、呕吐、大量出汗或局部疼痛严重及水肿时,应暂停治疗。泥疗当日不要过多劳动,不宜日光浴、游泳及长时间步行。另外,泥疗能促进机体内蛋白质及糖类等代谢,因而在食谱中,应增加蛋白质、糖及维生素食物。

3. 禁忌证 如果颈椎病伴有肺结核及其他结核、心功能不全、重度脑动脉硬化、肾性高血压病、重症哮喘、全身衰弱、肿瘤、患出血倾向疾病、糖尿病、甲状腺功能亢进、恶性贫血、治疗部位有皮肤急性炎症和皮肤湿疹等疾病者,应禁忌应用泥疗。

(十四)梳头疗法

梳头疗法是利用牛角梳梳齿梳理,深压颈部及相关穴位,以治疗颈椎病等疾病的一种民间流传的家庭自我治疗方法。

1. 治疗作用 梳头疗法就是运用多功能牛角梳具在头颈部相应的全息穴区和经络穴位上不停地刺激运动,感传生物信息,使头颈部毛孔开泄,"废物"外排,经络畅达,气血宣通,阴阳平衡,改善局部血液循环,达到治愈的目的。

2. 治疗方法

(1)梳头疗法的方法是取保健牛角梳和刮痧油(治疗时涂在颈部),取坐位或站立位,全身放松。

(2)持梳成 45°,梳齿深触顶枕带上 1/3(百会至脑户穴连线上 1/3,左右各旁开 0.5 寸的条带);顶后斜带(络却穴至百会穴连线两侧各旁开 0.25 寸的条带),自上而下,各梳刮 1 分钟,每分钟频率 80 次,以发热为宜。

(3)持梳成 90°,梳齿深触风府穴(项后正中发际上 1 寸)至大椎穴(第七颈椎棘突下);梳齿深触双侧天柱穴(哑门穴旁开 1.3 寸)至大杼穴(第一胸椎棘突下旁开 1.5 寸);梳齿深触双侧风池穴(后头部枕骨下颈部肌肉隆起外缘凹陷处)至肩井穴(大椎穴与肩峰穴中点),自上而下各梳刮 40 次,以出痧为宜。用保健牛角梳耳棒按揉耳穴神门(三角窝内,对耳轮上下脚分叉处稍上方),耳穴肾(对耳轮上下脚分叉处下方),颈椎(胸椎下 1/3),颈(颈椎前侧耳甲缘)各 60 次,以发热为宜。

(4)梳头颈时一般用厉梳法,即加强按压力,对年老体弱者宜用平梳法,即按压力适中,颈部出痧 5 日左右消退后再继续治疗。

3. 注意事项　根据患者的耐受程度灵活运用厉梳法和平梳法,掌握其梳刮、深压的程度,对年老体弱者忌力度过大。

(十五)矿泉浴疗法

矿泉浴是指能应用于医疗的矿泉洗浴法。

五、颈椎病物理疗法

1. 治疗作用

（1）水浮应力刺激：矿泉水中的浮应力高于平常淡水若干倍，其所产生的浸浴效果与淡水大不一样。如在矿化度比较高的氯化物矿泉中浸浴时，运动器官的负担显著减轻，四肢活动比较容易；肌肉弛缓、神经痛、关节及软组织病变所引起的关节运动障碍者，在矿泉水中练习运动则可以减轻其障碍程度，温热矿泉浴则可增加迷走神经的张力，使肌肉张力和能量代谢下降，从而缓解痉挛和疼痛，复加矿泉水浮应力的作用，有助于关节功能的恢复。临床对运动系统、神经系统疾病，如各种类型颈椎病、肩臂麻胀疼痛、腰腿痛患者的疗效比较显著。

（2）水静压刺激：水静压是指人体在水中时，水平面以下周围水对人体所施加的应压力。

这种静压力能使呼吸产生明显的变化，如膈肌受压上升，促使胸腔内压升高，肺活量受限，贮氧量减少，引起呼气畅通，吸气困难，对肺气肿、支气管哮喘的患者有良好作用，但对肺瘀血患者往往会引起呼吸不畅，呼吸困难的不良效果，甚至促使心绞痛的发作，故肺瘀血、心肌障碍、心瓣膜疾病患者应改为矿泉水淋浴。对于没有肺心病的单纯性颈椎病、肩背麻痛、腰腿痛等治疗作用较佳。

（3）温度的刺激：人体及一切生物的生命过程必须在一定的温度下进行，不同温度对人体有着不同的作用，温度相差越大则刺激性越强，温度不同则治疗作用不同。

1）低温浴作用：矿泉水浴温度低于 34℃ 时称低温浴。

低温浴有促进肾上腺功能的效应,可兴奋交感神经,使皮肤血管收缩,脉搏搏动缓慢,心搏出量减少,血压升高,胃肠蠕动降低等。

2)平衡温浴作用:矿泉水浴温度在 36℃ 的正常体温上下时称平衡温浴。此温浴对机体的刺激性最小,对心血管和呼吸系统影响不大,在结合自体按摩全身皮肤、刺激经络穴位时,对神经系统有明显的镇静作用,并可促进运动系统功能康复。

3)温热浴作用:矿泉水浴温度在 37℃～39℃ 时称为温热浴。温热浴能兴奋副交感神经系统,使血管扩张,脉搏加速,心搏出量增加,血流加快,心动强度增加,血压下降,皮温升高,皮肤电阻下降,基础代谢旺盛,胃肠蠕动增加,循环血量增加,呼吸频率增加等。

(4)化学成分的刺激:矿泉中化学成分的刺激作用,是矿泉所特有的作用。矿泉水中因所含成分的不同,其作用也不尽相同。矿泉浴时矿泉水中的气体放射性、矿化度、胶体性、渗透压等,通过两种形式(即离子状态的化学成分进入体内与化学物质附着在体表)而产生对皮肤经络穴位的刺激作用,医疗矿泉水离子容易透过皮肤进入机体发挥治疗作用。矿泉水中的微量元素是人体生存与发育不可缺少的物质,放射性氡进入机体或附贴在体表能调节神经功能,引起皮肤毛细血管扩张、潮红充血,加速血循环,改善心脏及椎-基底动脉对脑的血液供应,缓解神经性疼痛,对于防治颈椎病及肢体关节疼痛有较好的疗效。极少数患者可引起不良的矿泉

浴反应,应加以注意。

2. 矿泉浴的选择　应根据四季天气的变化、患者身体状况,辨证选用矿泉浴,否则会引起矿泉浴反应。①老年颈椎病引起的肢体关节疼痛、功能障碍者,应选用温矿泉岸边浸浴或按摩淋浴,不宜直接到矿泉水中洗浴。因老年颈肩腰腿痛患者体质虚弱,正气不足,用冷矿泉水浴容易感受外寒之邪致病,而见脘腹冷痛,呕吐,腹泻,恶寒发热,手足厥冷,头身疼痛,经脉拘急收引,肢体伸屈不利,精神萎靡,脉紧或微细等矿泉浴反应。应用温矿泉水浸浴或淋浴按摩结合点穴刺激,可温通经络气血,驱散寒邪,调和营卫气血,缓解疼痛,有利于关节功能康复。②体质壮实、正气充足者可选用冷矿泉或普通矿泉浴。

3. 适应证与禁忌证

(1)适应证:颈椎病,腰腿痛,肢体关节痛,多发性神经根炎,神经衰弱,自主神经功能紊乱,慢性风湿痛,肥大性脊椎炎,大骨节病,肩周炎,风湿性关节炎,皮肤病,神经性皮炎,支气管炎,支气管哮喘,胃及十二指肠溃疡等。

(2)禁忌证:严重心脏病、出血性疾病、高血压、急性炎症者忌用此疗法。

4. 注意事项

(1)每次治疗宜在饭后 30～60 分钟,因空腹易引起眩晕、恶心或虚脱。

(2)每次浴疗时间可根据病情性质、患者身体情况及矿泉的类别而定,应以患者感到舒适为宜,一般 5～20 分钟,特殊的可达数小时。15～30次为1个疗程。

(3)浴前休息片刻，做适当准备运动，排尽大小便。要结伴进行矿泉浴，以预防事故的发生。

(4)浴中注意，先用矿泉水淋湿全身，使身体适应后再入浴。不会游泳者不能进入深水处。

(5)浴后要把身上的水擦干，以防感冒。

六、颈椎病运动疗法

(一)体育锻炼对颈椎病的重要性

1. 体育锻炼对颈椎病的作用　通过体育锻炼来防治疾病和创伤,促进机体康复,恢复劳动和生活能力,在世界各国都有着较为悠久的历史,而且在疾病的防治和康复中也越来越显示出它的特点和优越性。适当的体育锻炼可改善颈椎椎间关节的功能,增强颈部肌肉、韧带、关节囊等组织的张力,加强颈椎的稳定性,改善颈椎的血液循环,矫正不良的身体姿势,长期坚持有助于改善颈椎病的症状,巩固疗效,减少复发,故在颈椎病的防治中,体育锻炼起着重要的作用。

2. 体育疗法有助于颈椎病康复的优点　医学界把用体育运动治病的方法称为体育疗法,在临床医学及康复医学中占有重要地位。医疗体育不仅可以治疗疾病,同时还能促进各种脏器功能的恢复,既对全身有积极影响,又对局部器官产生强有力的作用。

在颈椎病的治疗康复中,体育疗法有其独特的治疗价值,不是其他疗法所能代替的。对颈椎病来说,应用体育疗法可以收到更迅速、更满意的疗效。在颈椎病的治疗中,常有这样的情况,单靠药物治疗无法解决问题,加用了体育疗法后病情就见好转,健康逐渐恢复。体育疗法在颈椎病的治疗上有以下优点。

(1)简单易学:在临床实践中,如果教会了患者体疗的方法,患者就能很快掌握。

(2)随时应用:由于颈椎病体疗并不受场地、时间限制,在器械上也没有更多的特别要求。因此,患者可在办公室、家中等任何场所进行治疗。

(3)增强信心:当患者进行体育疗法有疗效时,意志和身体素质得到了加强,解除了自身的痛苦,欢愉的心情不言自明,所以在很大程度上增强了自信心,克服单纯依赖药物的思想和无奈的消极态度,从而有利于健康的恢复。

(4)预防作用:体育疗法是预防医学的一种方法,颈椎病往往是因为长期伏案、不良姿势和体位等多种因素而诱发,所以通过体育疗法手段可在很大程度上矫正这种不良习惯,保持头颈部的功能,增强颈部稳定性,从而达到预防的目的。

(5)防止复发:颈椎病患者由于退行性病理改变的长期存在或是不良习惯作用,往往可以导致复发。通过体育疗法并持之以恒的锻炼,可缓解退行性病理改变的进一步发展,改善颈部的功能和肌肉力量,从而防止颈椎病的反复发作。

(二)交感神经型颈椎病的运动体操

1. 预备式 练习时可采用站立位或正坐位。站立时两足分开,与肩等宽,两手叉腰;正坐位时两手叉腰即可。

2. 颈部前屈后伸法

（1）动作：在练习前先进行深呼吸，在呼气时头后仰看天，使前额尽量保持最高位置，然后吸气使颈部还原。再呼气时前屈，下颌尽量紧贴前胸，然后还原。

（2）作用：增强颈项部肌肉力量，辅助治疗颈部扭伤、颈部劳损、颈椎肥大和颈椎病等，防治颈椎伸屈功能障碍。

3. 颈部前下伸展法

（1）动作：在深吸气时头颈伸向左前方，双目注视左前下方，呼气时头颈还原。然后深吸气，头颈伸向右前方，双目注视右前下方。伸颈时应使颈部尽量保持伸长位置。

（2）作用：增强颈项部肌肉力量，辅助治疗颈部扭伤、颈部劳损、颈椎肥大和颈椎病等，防治颈椎伸屈功能障碍。本法与颈部前屈后伸法配合锻炼，是颈部常用的练功疗法，可防治颈椎旋转功能障碍。

4. 颈部后上伸展法

（1）动作：深吸气时头颈向左后上方尽量旋转，双目视左后上方天空，呼气时头颈还原，然后深吸气再使头颈向右后上方。呼气时头颈还原。

（2）作用：增强颈项部肌肉力量，辅助治疗颈部扭伤、颈部劳损、颈椎肥大和颈椎病等，防治颈椎伸屈功能障碍。本法动作要慢，特别是年龄较大者和头晕患者。

5. 颈部旋转法

（1）动作：头颈先向左环绕 1 周，再向右环绕 1 周，反复6～7 次。

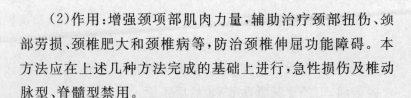

颈椎病防治

（2）作用：增强颈项部肌肉力量，辅助治疗颈部扭伤、颈部劳损、颈椎肥大和颈椎病等，防治颈椎伸屈功能障碍。本方法应在上述几种方法完成的基础上进行，急性损伤及椎动脉型、脊髓型禁用。

（三）椎动脉型颈椎病的运动体操

椎动脉型颈椎病患者的主要症状是眩晕和猝倒，采用坐位锻炼，如果锻炼不当发生猝倒，有一定的危险。所以，椎动脉型颈椎病患者一般适合在床上锻炼。常用的锻炼方法有"阴阳消长功"和"金鱼摆动功"。

1. 阴阳消长功 身体平卧伸展，双臂自然摆放于两腿侧面，两脚跟距离约 1 厘米。两臂位置摆正，然后将右脚右肩尽量下蹬伸展，在此同时，左脚左肩尽量向上拉缩。完成后，改为左脚左肩向下蹬伸展，右脚右肩向上拉缩。视体能状态每天从 20 次逐渐增加到 100～200 次练习量。

2. 金鱼摆动功 仰卧，身体尽量拉直，脚跟并拢，脚尖向膝盖方向背屈。双手十指交叉置于后枕部，手肘摊平，然后将腰部向左右摆动，如同金鱼游泳般，动作宜缓。视体能状态，可由每天 20 次增加至 100 次。

（四）神经根型颈椎病的运动体操

运动是治疗神经根型颈椎病最好的方法。运动可增强颈肩背肌肌力，使颈椎稳定，减少神经刺激，改善颈椎间各关节功能，增加颈椎活动范围，减轻肌肉痉挛，纠正不良姿势，促进机体适应代偿过程，达到巩固疗效、减少复发的目的。运动疗法的方式如下。

1. 鱼式

（1）平躺，吸气时将身体弓起，头部和臀部支撑身体，背部形成一个弓形。

（2）双膝回蜷且交叉，手掌在头顶合拢或双臂相交互握肘关节。

（3）呼气时身体缓慢放松，平躺。

这个动作可把受力点和延展点放在颈椎，对腰椎健康也很有帮助，还能消除颈部皱纹。初学者可把双腿伸直，这样难度就降低了，且锻炼目的更明确。

2. 猫伸展式

（1）保持跪姿，双手和双膝作为重力支撑点。

（2）吸气时候，背部凹下，下巴向上扬起，同时将臀部向上抬起，肩膀向下压，手臂伸直。

（3）呼气时拱起背部，让下巴和胸部靠近。

四点着地的猫伸展动作能够有效地锻炼背部和腹部的肌肉，使脊柱更加灵活。

3. 哈巴狗式

（1）双腿伸直，尽量分开，上半身向下俯，双手撑地，保持背部伸展。

（2）吸气时，双手垂直伸展，头部向上抬；呼气时，以头顶、肘关节和双脚为重力支撑点，保持腰背伸展。如觉得难度太大,可使腿部略微弯曲。

4. 狼伸展式

(1)双手和足尖支撑身体,腿部尽量伸展。

(2)吸气时头部向后仰,使颈部前侧充分拉伸,手臂和地面保持垂直。

(3)呼气时,头部慢慢放松恢复到正常位置。

这个姿势能使26节脊髓充分拉长延展,可刺激脑髓和脊髓连通,对大脑滋养很有帮助。

5. 鸵鸟式 双腿分开与肩同宽,俯身,把手心放在脚心下面,让手心与之相通。吸气的时候抬头,呼气的时候缓慢放松。这个姿势可以改善颈椎疲劳。

(五)脊髓型颈椎病的运动体操

脊髓型颈椎病是由于脊髓受压引起的,可以做一些舒缓的锻炼,如"托天按地""伸颈拔背"等。

1. 托天按地 两腿并立,两臂自然垂下。右肘弯曲,逐渐向上提起,再翻掌向上托出,使手臂伸直,掌心向上。左手臂微屈且同时用力向下按,头同时后仰且向上看天。还原后左右交替各做6~8次。注意随呼吸缓慢进行。

2. 伸颈拔背 两腿分立,双手叉腰。头顶部向上伸,如头顶球状,双肩则同时向下沉。保持静立3~5秒,重复做12~16次。注意,保持静立时吸气,还原时呼气,头顶不偏不屈保持在中轴线位置。

（六）太极疗法

太极是大家比较熟悉的运动,同时也是中老年人的最爱。常规的理疗和按摩牵引等只注重脊柱病变的治疗,而忽视了周围韧带及肌腱的调理,导致病情时轻时重。太极拳中的太乙拳许多动作可解此忧。它的道理在于,太乙拳招式辗转环绕,腰随胯转,肩胯相对,旋胯拧膀,久练可以舒筋活血,通经活络,使受损的脊柱和肌腱、韧带逐渐恢复弹性,然后再对颈、腰椎椎骨治疗,会有意想不到的效果。练太极是一个能够放松心情,同时对颈椎又有很好疗效的运动,简单易学。

基于上述功理,特推荐陈式太极——步罡踏斗一招。

（1）基本身法:颔含塌,松屈抓,唇齿合、舌腭搭;双手抱圆、五指尖相对,高于腹部即可,两足平行并立。

（2）动作

1）手形不动,身体重心先左移渐至左足独立支撑体重。

2）手形不动,以大腿、小腿、足跟、足尖的顺序提左腿至大腿略平,膝尖略高于大腿部,足尖自然向下。

3）手形不动,身形微下沉,同时右腿后斜退一步,步幅大小自由掌握;右足以足尖先落地,重心以左腿支撑。

4）手形不动,连贯动作3）,右足跟落地并渐渐踏实,随即向后转腰使重心渐渐右移,同时扣左足尖,渐成左蹬右弓步。

5）手形不动,重心继续右移,渐至右腿独立支撑体重时,收左足至右足内侧,并渐渐成并立姿势。

6）～10）动作要领与动作1）～5）相同,唯左右相反。

（3）功用：主要防治颈椎病、腰椎间盘突出、神经衰弱、失眠等。

（七）游泳疗法

游泳在所有的运动中是益处最多的一项全身运动。因为人在游泳的同时，全身都处于紧张状态，其上肢、颈部、肩背部、腹部及下肢的肌肉均要参与运动，这可促进全身肌肉的血液循环。并且，人在水中划行时，水对人体产生的摩擦力及对人体产生的压力，对人体各部位的肌肉都能起到良好的按摩作用，也可促进皮肤及肌肉的血液循环，增强细胞的代谢。再有，人在游泳时，上肢用力划水，可活动肩关节和背部肌群，仰头吸气的动作可活动颈椎关节，并且仰头吸气与低头伏案正是两个相反的动作，这可促进劳损肌肉与韧带的修复。由此可见，游泳能治颈椎病，是很有道理的。

游泳是治疗颈椎病的有效运动治疗方法之一。它可以起到如下几个方面的作用。

（1）增强心肌功能：人在水中运动时，各器官都参与其中，耗能多，血液循环也随之加快，以供给运动器官更多的营养物质。血液循环速度的加快，会增加心脏的负荷，使其跳动频率加快，收缩强而有力。经常游泳的人，心脏功能极好。

（2）增强人体抵抗力：游泳池的水温常为 26℃～28℃，人在水中浸泡散热快，耗能大，为尽快补充身体散发的热能，以供冷热平衡的需要，神经系统便快速做出反应，使人体新陈代谢加快，增强人体对外界的适应能力，抵御寒冷。

（3）减肥：游泳时身体直接浸泡在水中，水不仅阻力大，而且导热性能也非常好，散热速度快，因而消耗热能多。游泳是保持身材最有效的运动之一。

（4）健美形体：人在游泳时，通常会利用水的浮力俯卧或仰卧于水中，全身松弛而舒展，身体得到全面、匀称、协调的发展，肌肉线条流畅。在水中运动由于减少了地面运动时地对骨骼的冲击性，降低了骨骼的劳损概率，使骨关节不易变形。水的阻力可增加人的运动强度，但这种强度又有别于陆地上的器械训练，是很柔和的，训练的强度又很容易控制在有氧区域之内，不会长出很生硬的肌肉块，可以使全身的线条流畅而优美。

（5）加强肺部功能：呼吸主要靠肺，肺功能的强弱由呼吸肌功能的强弱来决定，运动是改善和提高肺活量的有效手段之一。

（6）护肤：人在游泳时，水对肌肤、汗腺、脂肪腺的冲刷起到了很好的按摩作用，促进了血液循环，使皮肤光滑有弹性。此外，在水中运动时，大大减少了汗液中盐分对皮肤的刺激。

如今，游泳已成为一种时代潮流，一种全民运动，对预防各种疾病、强身健体都有极大的作用。

（八）运动疗法的注意事项

以体育运动来治疗的运动疗法是最为简单和无不良反应的疗法，但在运动过程中一定要多加注意，量力而为。有

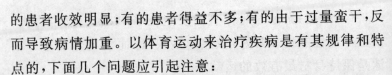

的患者收效明昼;有的患者得益不多;有的由于过量蛮干,反而导致病情加重。以体育运动来治疗疾病是有其规律和特点的,下面几个问题应引起注意:

(1)运动疗法对强度和时间都有要求,时间要求要持续,强度要求循序渐进。重视在运动过程中和运动后的自身感觉,如出现严重呼吸费力、前胸压迫感、头昏眼花、面色苍白等现象,应立即停止运动,尽可能多地卧床休息。

(2)掌握活动量,不能操之过急。活动量要由少到多,逐渐增加,适可而止。采用运动疗法,并非一朝一夕就见成效,需要一定的时间才能显现出来。流水不腐,户枢不蠹,生命在于运动,坚持长期锻炼十分重要。

(3)合理安排时间。每天以早晨锻炼为好,此时空气新鲜,精力充沛,全身肌肉器官也可得到充分休息,体疗效果较好。不能到室外进行锻炼者,可以在室内或床上随时安排锻炼项目。

(4)餐后1小时进行运动疗法效果更佳,以防出现低血糖。但对于肥胖的患者,早餐前运动有利于减肥。锻炼能使降血糖药物的需要量减少,因此要及时调整剂量。

(5)一个人的体疗项目不宜多,一般只选1~2项,坚持不懈,动作必须认真,思想要集中。

(6)如果在体疗中发现有以下症状,如食欲差、失眠、体重明显下降、脉搏超过原来的30%,造成这种结果的原因往往是锻炼过度或者有其他疾病,应该根据自己的身体情况酌减运动量。若情况严重,应去医院检查。

七、颈椎病饮食疗法

(一)颈椎病患者的饮食原则

1. 重视补肝肾治标本　颈椎病的饮食疗法应立足于治本,中医学认为,肾主骨、藏精,肝主筋、藏血,精血互生,肝肾同源,肾之精气充盈,才免于骨质疏松、退化,肝血充足,肌腱才能强壮有力。因此,颈椎病的康复要从补肝肾、治根本入手,补益肝肾兼顾养血活血、扶正祛邪。可供选用配餐的天然食物、天然药物很多,如狗肉、羊肉、小麦、芹菜、枸杞子、桂圆肉、菟丝子等。根据现代医学的观点,要注意在食疗中配用清淡而富含蛋白质、维生素和微量元素的食物,特别要重视协调补充对钙吸收有特殊作用的维生素 D,以及微量元素锌、碘、磷,以促进机体骨组织的正常新陈代谢。

2. 合理搭配,对症饮食　饮食要合理搭配,不可单一偏食,通过饮食取得营养,才能有利于颈椎病的康复和维持身体健康。合理饮食,应根据食物的不同性质,加以合理平衡的安排,这就是人们所说的营养学原则。食物一般分为两大类,一类是热力食物,主要是提供热能,如米、面,另一类食物主要起更新作用,可以调节生理功能,也称为保护性食

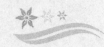

物,就是人们常说的副食。主、副食物要合理搭配,并做到对症进食。

在主食中,主粮所含的营养是不同的,粗粮、细粮要同时吃,不可单一偏食。以赖氨酸为例,小米和面粉中含量较少,而甘薯和马铃薯中则较多;粗粮含有较丰富的维生素 B_1、维生素 B_2、烟酸,而精米、精面中则较少。以粗细、干稀、主副搭配而成的饮食,其营养丰富全面,可满足机体的需要,促进康复。

对症进食是饮食疗法中的关键所在。要在中医理论的指导下,根据颈椎病的性质辨证用膳,即在辨证的基础上立法、配方、制膳,以满足不同的要求;根据现代医学原理提供营养,合理用膳。如颈椎病中医辨证属血虚气滞者,应多食鲤鱼、黑豆、羊肉等食物;属于寒湿阻滞经络者,应多吃狗肉、大葱、羊肉等;属于湿热阻滞经络者,则应多吃些葛根、丝瓜等清热解肌通络之品;由椎体增生、骨质退化疏松等原因引起的颈椎病,还应多吃些黑豆、黄豆、猪尾骨等补肾益精、富含钙、磷的食物;对于合并有绝经期综合征的女性患者,在食疗中还应兼顾妇女养护的需要,配制适宜的药膳菜肴。

3. 饮食有度,防止偏食 在进行食疗时,饮食要有规律,有节制,美味佳肴固然于身体有益,但不一定无害,有益的东西食用过量同样会对机体造成危害。饮食有度还要做到不要饥饱失常,以免诱发其他疾病。要注意护卫脾胃功能,餐饮要有规律,切实做到定时定量,尽量避免辛辣、生冷、坚硬、肥腻之物,防止伤及脾胃。

食物具有不同的性味,如果饮食过寒过热,食之过量,甚至偏食,则也易伤脾胃,会使阴阳平衡失调而致脏腑受损,久而久之,或化热、化火,或寒从中生,酿成疾患。所以,食疗时也要讲究疗程,不宜单纯地食用同一种食物,要防止食疗过程中的偏食。

饮食治疗既不同于单纯的食物,又不同于治病的药物,故在应用过程中要根据病情全面考虑,通常宜与其他治疗方法配合应用,切不可一味地夸大食疗的作用而延误病情。

(二)颈椎病患者最佳调养食物

玉 米

玉米又称苞谷、苞米、棒子、玉蜀黍,是乔本科植物玉蜀黍的成熟果实。其味甘,性平,具有降糖降脂,健脾益胃,通便利尿,益肺宁心,清湿热,利肝胆,抗动脉硬化等功效。

现代研究表明,每 100 克玉米含蛋白质 8.5 克,脂肪 4.3 克,淀粉 72.2 克,还含有较丰富的维生素 B_1、维生素 B_2、维生素 B_6、维生素 E、胡萝卜素、纤维素,以及钙、磷、铁、硒等。玉米所含的脂肪主要是不饱和脂肪酸,其中 50% 为亚油酸,亚油酸可抑制胆固醇的吸收。玉米油中维生素 E 较多,是一种良好的药物,长期食用可降低血中胆固醇,软化血管。玉米在我国的一些地区和西方发达国家曾一度在餐桌上被排除,但目前却又备受青睐,并已成为一种热门的保健食品。颈椎病患者经常食用玉米可改善颈部血管的功能,

改善微循环,减轻头晕、颈部不适等症状,对中医辨证属痰瘀阻络型者尤为适宜,宜常吃多吃。

应当注意的是,玉米中缺少一些人体必需的氨基酸,如色氨酸、赖氨酸等,单食玉米易致营养失衡,所以应注意与豆类、大米、小麦面等混合食用,以提高其营养价值。

荞 麦

荞麦又称玉麦、三角麦、乌麦,是五谷杂粮中的一种粗粮。其味甘,性凉,具有开胃宽肠,下气消积,清热解毒,除湿祛风等作用。颈椎病患者多吃荞麦可减轻颈部不适、疼痛,以及头晕、上肢麻木等症状。

荞麦中含有 7％～13％ 的蛋白质,比大米、白面含量略高,且其必需氨基酸的含量,如赖氨酸比大米、面粉丰富,根据日本科学家研究小麦面中蛋白质的生物价为 59,大米为 70,而荞麦面则为 80。荞麦中含有 2％～3％ 的脂肪,其中对机体有益的油酸、亚油酸含量最多,具有较好的降低血脂的作用。荞麦中的微量元素和维生素等营养物质是出类拔萃的,有资料显示,荞麦面含有的维生素 B_1、维生素 B_2 比小麦面粉多 2 倍,烟酸多 3～4 倍。与众不同的是,荞麦还含有"芦丁"这种成分,可降低血脂,对于高脂血症及因此而导致的心脑血管疾病有预防保健作用。由于荞麦具有较高的营养价值,对多种疾病有预防保健作用,所以是人们所推崇的高营养保健食品,颈椎病患者宜多食之。

七、颈椎病饮食疗法

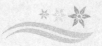

黄 豆

　　黄豆为豆科植物大豆的黄色种子,乃"豆中之王"。其味甘,性平,具有益气养血,健脾宽中,润燥利水,活血解毒,消肿止痛等作用。

　　黄豆的营养成分比较全面,具有很高的营养价值。除含有丰富的蛋白质和脂肪外,还含有丰富的卵磷脂和维生素 B_1、维生素 B_2、维生素 E、维生素 A、叶酸、烟酸、大豆黄酮苷、钙、铁、磷等。黄豆中的蛋白质含量高达 $35\%\sim40\%$,而且氨基酸的种类较全,所含人体必需氨基酸的比例与人体的需要相接近,其蛋白质的质量不亚于动物蛋白,所以有"植物肉""绿色牛乳"的美誉。黄豆的脂肪含量为 $15\%\sim20\%$,以不饱和脂肪酸居多,所以被营养学家推荐为防治冠心病、高血压病、动脉粥样硬化等疾病的理想食品。由于黄豆具有益气养血、健脾利水、活血的作用,能改善微循环,经常食用可改善痰瘀阻络型、气血两虚型,以及血虚络阻型颈椎病患者的症状,对颈型、椎动脉型颈椎病的康复大有好处,所以也是颈椎病患者常用的优质食品。

　　由于黄豆中含有一种胰蛋白酶抑制素,会影响人体内胰蛋白酶的消化作用,所以整粒黄豆难以消化,经过加工后的豆制品破坏了这种物质,就比较容易消化了,因此食用黄豆应以豆制品为主。黄豆可加工制成上百种豆制品,常食用的有豆腐、豆浆、豆芽、豆腐干、腐竹等。

土 豆

土豆又称洋芋、马铃薯、山药蛋,为茄科植物马铃薯的块茎。土豆原产于南美洲,近百年才传入我国,它既可代替粮食作主食,又可当菜吃,是日常餐桌上不可缺少的食物。土豆味甘、性平,具有健脾益胃、益气和中、消炎解毒等功效。适用于消化不良、食欲缺乏、神疲乏力、胃痛,以及头晕、乏力、腹胀、便秘之患者食用,可有效缓解上述症状,也是颈椎病患者的常用食品,能减轻颈肩酸痛等症状。

现代研究表明,土豆含有多种维生素及大量的优质纤维素,还含有蛋白质、脂肪、优质淀粉及微量元素等。土豆所含的蛋白质是完全蛋白,赖氨酸含量较高,糖类以淀粉的形式存在,易为人体消化吸收。土豆含有丰富的钾食盐,每 100克土豆约含钾 500 毫克,属高钾食品,能增加血管弹性,具有防治高血压病和保持心肌健康的作用。土豆中所含的膳食纤维有促进胃肠蠕动和加速胆固醇在肠道内代谢的作用,可防治习惯性便秘和血胆固醇增高。多吃土豆可防治高血压病、头痛、头晕、颈肩酸痛、胃下垂、便秘等多种疾病。

土豆有多种吃法,既可煎、炒、炸,又可烧、煮、扒,可烹调出十几种美味菜肴,还可"强化"和"膨化",患者可根据自己的口味和喜好烹调食用。由于土豆含有对机体有害的龙葵碱,这种有毒物质多集中于土豆皮、芽胚里,机体摄入较多时会引起恶心、腹泻等中毒反应,因此食用时一定要去皮,特别是要削净已变绿的皮,并挖去芽胚,以防不测。

萝 卜

萝卜又称莱菔、芦菔，为十字花科植物莱菔的根，乃人们常食的优质蔬菜之一。其味辛、甘，性平，具有消食化痰、顺气散积、通便消胀、补虚利尿、活血化瘀、醒酒止渴等功效。适宜于食积腹胀、偏正头痛、小便不利、咳嗽痰多等患者食用，痰瘀阻络型颈椎病患者宜适当多吃。

俗话说，"萝卜赛过梨""十月萝卜小人参"，萝卜营养丰富，甜脆可口，所含维生素 C 比梨和苹果高 8～10 倍，无机食盐钙、铁、磷的含量也比苹果和梨高，所以人们爱把它当水果吃。同时，萝卜还含有丰富的果胶、胆碱、淀粉酶等，并有促进脂肪代谢和加快血液循环、减少血液黏稠度等多种作用，对感冒、咳嗽、哮喘、食积、高血压病、偏正头痛、颈椎病、动脉硬化等多种病症有预防保健作用，是人们常用的疗效食品，故有"冬吃萝卜夏吃姜，不劳医生开处方"之说。

茄 子

茄子又名昆仑瓜、落苏，是茄科植物茄的果实，按形状不同可分为圆茄、灯泡茄和线茄 3 种类型。其味甘，性寒，具有清热解毒、活血散瘀、消肿止痛、宽肠利气之功效，是人们常吃的蔬菜之一。适宜于高血压病、颈肩腰腿痛、动脉硬化、脑卒中后遗症、类风湿关节炎等疾病患者食用，也是风邪入络型、痰瘀阻络型和血虚络阻型颈椎病患者的保健食品。

茄子含有蛋白质、脂肪、钙、磷、铁和多种维生素。茄子中维生素 P 的含量远远高于一般蔬菜和水果，维生素 P 又

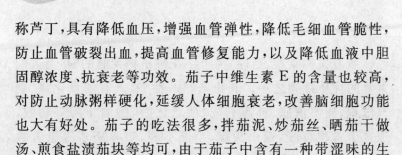

称芦丁,具有降低血压,增强血管弹性,降低毛细血管脆性,防止血管破裂出血,提高血管修复能力,以及降低血液中胆固醇浓度、抗衰老等功效。茄子中维生素 E 的含量也较高,对防止动脉粥样硬化,延缓人体细胞衰老,改善脑细胞功能也大有好处。茄子的吃法很多,拌茄泥、炒茄丝、晒茄干做汤、煎食盐渍茄块等均可,由于茄子中含有一种带涩味的生物碱,所以茄子应炒熟食用而不宜生吃。

牛　肉

牛肉味甘,性平,具有补脾胃、益气血、强筋骨等功效。适用于调治虚损羸瘦、消渴、水肿、腰膝酸软等,肝肾不足型及肾虚筋萎型颈椎病患者适量食用有辅助治疗作用。

营养分析表明,牛肉富含蛋白质、脂肪、维生素 B_1、维生素 B_2、钙、铁、磷及机体必需的氨基酸等,具有较高的营养价值,颈椎病患者宜适当多吃。

牛　筋

牛筋味甘,性平,具有补肝强筋、补血之功效。适用于筋骨软弱、肢体乏力等,是颈椎病患者的优质食品。

颈椎病形成的根本原因在于肝肾不足、筋脉失养,牛筋具有补肝强筋、补血之功效,所以多食牛筋对颈椎病的康复是很有益处的。现代研究表明,牛筋含有蛋白质、脂肪、维生素 B_1、维生素 B_2、铁、钙等,其营养较为丰富,常食之对减轻中老年人腰酸腿痛、颈项强痛等症状有一定帮助。

七、颈椎病饮食疗法

狗 肉

狗肉味咸、酸，性温，具有补中益气、温肾助阳之功效。适用于脾肾不足、胸腹胀满、腰膝酸软、头晕乏力等，也是肾虚筋萎型和气血两虚型颈椎病患者的疗效食品。

现代研究表明，狗肉含有蛋白质、脂肪、嘌呤类、肌肽、肌酸、钾、钠、氯等，具有较高的营养价值，适量食用对水肿、阳痿等多种慢性病有辅助治疗作用，虚寒性颈椎病患者宜适当多食之。狗肉的吃法有多种，可炒、煮、炖、炸，虚寒体质者均可食用，而热病后恢复期、平素脾胃热盛者，以及春夏季均应慎食之。

羊 肉

羊肉味甘，性温，具有益气补虚、温中暖下等功效。适宜于虚劳羸瘦、腰膝酸软、产后虚冷、腹痛、寒疝、中虚反胃等患者食用，血虚络阻型、寒湿痹阻型颈椎病患者适量食用有辅助治疗作用。

《日用本草》中说羊肉能"治腰膝羸弱、壮筋骨、厚肠胃"。羊肉作为补虚之品，现常以适量羊肉加枸杞子、当归同煮食用，以调理肝肾不足、气血亏虚之多种虚损病。营养分析表明，羊肉含有蛋白质、脂肪、钙、铁、磷、维生素 B_1、维生素 B_2 等多种营养成分，具有较高的营养价值。

鸽 肉

鸽肉味甘、咸，性平，具有滋肾补气，祛风解毒，补虚通经之功效。适用于肝肾阴虚所致的消渴多饮，气虚羸瘦，气短

乏力,肢体疼痛等,肝肾阴虚型颈椎病患者多食可缓解头晕、上肢麻木、颈肩酸沉疼痛等症状。

鸽肉有高蛋白、低脂肪、低胆固醇的特点,乃营养佳品,所以有"一鸽胜九鸡"之说。鸽肉的蛋白质含量为 24.4%,比鸡肉高 1.1%,但脂肪的含量只有 0.73%,远比鸡肉、猪瘦肉低,是肉类食品中真正的高蛋白、低脂肪食品,鸽肉中还含有维生素 A、维生素 B_1、维生素 B_2、维生素 E 及多种微量元素,适宜于多种慢性病患者保健食用。

鳝 鱼

鳝鱼味甘,性温,具有补虚损、除风湿、强筋骨等作用。适宜于体虚乏力,风寒湿痹,筋骨软弱无力等患者食用,也是颈椎病患者不可多得的保健食品。

鳝鱼乃补虚强筋壮骨的上品,对多种慢性病有康复作用,现常以枸杞子炒鳝鱼段治疗脑卒中后遗症及颈椎病之颈肩酸痛等。营养分析表明,鳝鱼含有蛋白质、脂肪、钙、铁、磷、维生素 B_1、维生素 A 等成分,具有较高的营养价值。

甲 鱼

甲鱼又称鳖、团鱼,为鳖科动物中华鳖的肉,其味甘,性平,具有补骨髓、滋肝肾、消痞块、养筋活血、补虚调中之功效。适宜于骨蒸劳热,头晕目眩,腰膝酸软,颈背酸痛,肺虚咳嗽,阳痿遗精等患者食用,颈椎病患者中医辨证属肝肾阴虚型及肾虚筋萎型者宜常吃多吃。

甲鱼营养丰富,据测定每 100 克甲鱼肉含蛋白质 15.3

克,脂肪 1.1 克,糖类 26.6 克,钙 124 毫克,磷 430 毫克,铁 300 毫克,同时还含有维生素 B_1、维生素 B_2、维生素 D,以及动物胶、角蛋白、碘等。常食甲鱼能降低血压和血脂,调节机体免疫功能,并有促进骨髓造血功能,保护肾上腺皮质功能等作用,是高血压病、冠心病、肝炎、脑卒中后遗症、肺结核、颈椎病等慢性病患者常用的保健食品。

海 参

海参的种类较多,全世界有数十种,我国就有 20 多种,其中梅花参和刺参是世界上最名贵的海参。海参不仅是美味菜肴,而且是滋补品,素有"海中人参"之称。《五杂俎》记载"其性温补,足敌人参,故名海参"。海参味甘、微咸,性温,具有补肾益精,养血润燥,补虚损,理腰腿,利二便之功效。适宜于精血亏损、身体两虚、消瘦乏力、颈肩腰腿痛、阳痿遗精、小便频数、肠燥便秘等患者,肝肾阴虚型、肾虚筋萎型,以及心肝火旺型颈椎病患者宜常食之。

海参具有较高的营养和药用价值,它含有蛋白质、糖类、人体多种必需氨基酸及微量元素等,属高蛋白、低脂肪的营养食品。海参所含的明胶比鱼类多,并含有大量的黏蛋白,其中包括硫酸软骨素成分。近年来的研究表明,硫酸软骨素的减少与肌肉的衰老现象有关,食用海参有助于机体保持活力。海参富含钒,钒是人体必需的微量元素之一,参与脂肪代谢,能降低血脂,对防治心脑血管疾病有益。海参是年老体弱、病后体虚之补养品,很适宜于精血亏损、身体两虚、头

晕耳鸣、颈肩腰腿痛、消瘦乏力、阳痿遗精、小便频数、肠燥便秘等患者食用,是颈椎病患者的食疗佳品。

核 桃

核桃仁又名胡桃仁,是胡桃科植物胡桃的成熟果实,它含有丰富的营养素,是世界四大干果之一。其味甘,性温,具有补肾固精,温肺定喘,健脑益智,安神助眠,润肠通便之功效,是人们常用的保健食品。适宜于肾虚喘咳、腰痛脚软、颈酸肢麻、阳痿遗精、大便燥结等患者食用,也是肾虚筋萎型、肝肾不足型颈椎病患者的食疗佳品。

现代研究表明,核桃仁含有蛋白质、脂肪、糖类、维生素A、维生素E及钙、磷、铁、锌、铬、锰等营养成分。其中脂肪酸含量特别高,且主要成分是亚油酸,不仅能给机体提供营养,有助于提高人血白蛋白,同时能降低胆固醇,防止动脉粥样硬化。核桃所含的锌、铬、锰等微量元素在降血压、降血糖和保护心脑血管方面具有重要作用。另外,核桃可给大脑提供充足的营养素,常食之有改善脑细胞功能、健脑益智、安神助眠的作用。我国民间常用核桃仁配上黑芝麻、桑叶捣泥为丸,以治疗失眠、眩晕、健忘、便秘等。常吃核桃仁对防治动脉硬化、高血压病、失眠、便秘、冠心病、中风及其后遗症、老年性痴呆、颈椎病、肩周炎等多种慢性病都有益处,核桃是中老年人常用的优质食品,故有人把它称作"长寿果"。

松 子

松子又名松子仁、海松子、新罗松子,为松科植物红松的种子。其味甘,性温,具有滋阴润肺,滑肠通便之功效,是头晕目眩、燥咳便秘、关节痛患者常用的有效食品,肝肾阴虚型颈椎病患者食之能减轻头晕耳鸣、颈部僵硬沉麻疼痛等症状。

现代研究表明,松子具有较高的营养和药用价值。据测定,每100克松子仁中含蛋白质16.7克,脂肪63.5克,糖类9.8克,还含有丰富的钙、磷、铁等。松子中的脂肪成分为亚油酸、亚麻酸等不饱和脂肪酸,有软化血管和防治动脉粥样硬化的作用;松子中含磷较为丰富,对人的大脑神经有益;松子有润肠通便作用,老年人体虚便秘常食松子有较好的治疗效果。同时,常食松子能降低胆固醇、强健四肢关节,对脑血栓、冠心病、风湿性关节炎、颈椎病、肩周炎、神经衰弱等多种疾病均有一定的辅助治疗作用。

荔 枝

荔枝味甘、酸,性温,具有填精髓、养肝血、益气养心、健脾止泻、理气止痛,以及止烦渴、益颜色等功效。适宜于身体虚弱,病后津液不足、胃痛、颈项痛、牙痛、头晕心悸、失眠等患者食用,对肝肾不足型颈椎病患者也有一定的辅助治疗作用,适量食用可减轻头晕耳鸣、颈部沉痛等症状。

荔枝含有葡萄糖、蔗糖、蛋白质、脂肪、维生素 A、维生素 B_1、维生素 B_2、维生素 C、叶酸,以及铁、磷、钙等成分,具有较高的营养价值,乃"果中之王",对许多慢性病患者有食疗作用,是不可多得的保健食品。

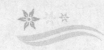

葡　萄

葡萄味甘、酸,性平,具有补气血、强筋骨、利小便等功效。适宜于贫血、肺虚咳嗽、心悸、头晕、气短乏力、风湿痹痛、水肿等患者食用,也是肾虚筋萎型、血虚络阻型颈椎病患者的保健食品。

葡萄含有葡萄糖、果糖、维生素 C、胡萝卜素、维生素 B_1、维生素 B_2、多种氨基酸,以及果胶质、黏液质、钙、磷、铁等成分,具有较高的营养价值。现代研究表明,葡萄对贫血、血小板减少、高血压病、冠心病等多种慢性病有防治作用。近年来,将葡萄的叶、藤加工提炼制成注射剂,用于治疗坐骨神经痛、三叉神经痛等,有很好的疗效。葡萄的用法很多,不仅可直接吃,也可捣汁服或制成葡萄干等食用,还可以酿酒饮用。

食　醋

食醋味酸、苦,性温,具有活血散瘀、开胃消食、养肝止痛、止血、消肿散结、解毒杀虫等功效。适用于产后血晕、黄疸、大便下血、肝炎、胆管蛔虫、高血压、脑血栓等患者食用。风邪入络型、寒湿痹阻型,以及痰瘀阻络型颈椎病患者宜常食之。

食醋的主要成分是醋酸。此外,还含有少量的乳酸、苹果酸、柠檬酸、琥珀酸等有机酸。醋的用途很广,有人说醋是营养的"强化剂",在烹调菜肴时加点醋,可以使食物中的水溶性维生素的化学结构稳定,不易因烹煮而破坏,从而保护了食物中的营养成分。烧排骨时放些醋，可使肉烂骨酥，其中钙、磷也易溶留在汤里，被机体吸收。醋除了在调味上有很高的食用价值和促进吸收外，还有很好的防病治病作用，对防治高血压病、动脉硬化、冠心病、脑血栓、类风湿关节炎等多种慢性病均有益处，是中老年人常用的保健食品和调味品。

大　葱

大葱又称葱、青葱、四季葱，是人们常用的佐食调味佳品。其味辛，性温，具有祛风解表、通阳发汗、宣肺健脾、散瘀血、利五脏、解毒消肿等功效。适宜于风寒感冒头痛、颈背酸痛、二便不利、阴寒腹痛等患者食用，经常食用大葱对缓解颈椎病之颈项肩背酸沉疼痛大有好处。

大葱含有多种营养成分，其中胡萝卜素的含量较为丰富，其次是维生素 C。此外，大葱尚含有蛋白质、脂肪、糖类、钙、磷、铁等成分，大葱含有的前列腺素 A，是类似激素的物质，有一定的降压作用。而且大葱富含的钾和钙有利于降血压，对心脑血管疾病也有一定疗效。大葱还有增强纤维蛋白溶解活性和降低血脂的作用，能消除凝血块，避免发生血栓，起活血化瘀作用。经常吃大葱的人，胆固醇不易在血管壁上沉积，患动脉硬化、冠心病的概率比一般人要小得多，所以说，大葱不仅是食用佳品，也是治病的良药，中药汤剂常用大葱为药引，就是这个道理。

（三）粥 类

川芎山楂粥

【原料组成】 川芎 10 克,生山楂 30 克,大米 100 克,冰糖适量。

【制作方法】 先将川芎、生山楂洗净,放入锅中,加入清水适量,水煎去渣取汁,之后把药汁与大米一同煮粥,待粥熟时加入冰糖,调匀即成。

【用 法】 每日 2 次,早晚服食。

【功效主治】 活血化瘀,通络止痛。适用于气滞血瘀型颈椎病。

川乌粥

【原料组成】 生川乌 12 克,香米 50 克。

【制作方法】 慢火熬熟,下姜汁 1 茶匙,蜂蜜 3 大匙,搅匀即成。

【用 法】 每日 2 次,空腹食用。

【功效主治】 散寒通痹。适用于经络痹阻型颈椎病。

大米芝麻粥

【原料组成】 芝麻 15 克,大米 100 克。

【制作方法】 将芝麻用水淘净,轻微炒黄后研成泥状,加大米煮粥。

【用 法】 每日 1 剂,供早餐食用。

【功效主治】 和胃气,补肝肾,壮筋骨,润五脏。适用于

湿热中阻型颈椎病。

当归川芎血糯粥

【原料组成】 当归 10 克,川芎 10 克,黑木耳 20 克,血糯米 50 克,饴糖适量。

【制作方法】 将当归、川芎洗净,用布包裹;黑木耳用冷水泡发,清洗干净。血糯米用清水淘洗干净,与黑木耳一起入锅,加药袋及清水适量,大火煮沸后改用小火炖煮 30 分钟,加入黑木耳,再煮 10 分钟,加入饴糖,炖煮至木耳、糯米熟烂成粥,取出药袋即成。

【用　法】 佐餐当点心,随量服食,当日吃完。

【功效主治】 补气养血,活血通络。适用于气血不足、气滞血瘀型颈椎病。

当归川芎茶叶蛋

【原料组成】 当归 15 克,川芎 15 克,茴香 10 克,红茶 10 克,鸡蛋 10 只,食盐、味精、酱油各适量。

【制作方法】 将鸡蛋洗净,入锅加水煮熟,捞出后将鸡蛋壳剥掉,再入锅,加当归、川芎、茴香、红茶、酱油、食盐、味精,大火煮沸后改用小火煨煮 30 分钟,再浸泡 1 夜,次日煮沸后即成。

【用　法】 佐餐当菜或当点心,随量食用。

【功效主治】 补气养血,活血化瘀,温经通络。适用于气血不足兼见瘀血阻滞之颈椎病。

颈椎病防治

当归鸡血藤粥

【原料组成】 当归 15 克,鸡血藤 15 克,制何首乌 10
克,红花 6 克,粳米 100 克。

【制作方法】 将当归、鸡血藤、制何首乌、红花洗净,装
入纱布药袋中。将粳米淘洗干净,与药袋一同入锅,加清水
适量,大火煮沸后改用小火炖煮,至米熟烂成粥时,捞出药袋
即成。

【用 法】 早晚 2 次分食。

【功效主治】 养血活血,通络止痛。适用于血虚气滞型
颈椎病。

豆豉羌活粥

【原料组成】 豆豉 10 克,羌活 12 克,大米 100 克,红糖
适量。

【制作方法】 先将洗净的豆豉、羌活放入砂锅中,水煎
去渣取汁,之后把药汁与大米一同用小火煮粥,待粥熟时加
入红糖,再煮沸即可。

【用 法】 每日 1~2 次,温热服食。

【功效主治】 祛风通络止痛。适用于风寒湿痹型、太阳
督脉型颈椎病。

防风粥

【原料组成】 防风 10~15 克,葱白 2 茎,粳米约 100 克。

【制作方法】 取防风、葱白煎取药汁,去渣。先用粳米
煮粥,待粥将熟时加入药汁,煮成稀粥服食。

【用　法】　每日 1 次,温热服用。

【功效主治】　祛风解表,散寒止痛。适用于风邪偏盛之项臂酸痛游走不定者。

葛根大枣粥

【原料组成】　葛根 20 克,大枣 10 枚,大米 100 克。

【制作方法】　将葛根洗净,切成碎粒,与淘洗干净的大米、大枣一同放入锅中,加入清水适量,大火煮沸后,改用小火慢煮至米熟粥成即可。

【用　法】　每日 2 次,分早晚温热服食。

【功效主治】　补气养血,解肌通络。适用于气血两虚型、风寒湿痹型,以及太阳督脉型颈椎病。

葛根薤白参蛋粥

【原料组成】　葛根 30 克,薤白 12 克,党参 15 克,鸡蛋(去黄)1 个,小米 50 克。

【制作方法】　先将葛根、党参洗净,切碎,放入砂锅中,加入清水适量,小火煎汤,然后放入小米煮粥,待粥将成时放入鸡蛋清、薤白,继续煮至米熟粥成即可。

【用　法】　每日 2 次,早晚服食。

【功效主治】　益气通阳,化痰祛风。适用于痰瘀阻络型颈椎病。

葛根五加粥

【原料组成】　葛根、薏苡仁、粳米各 50 克,刺五加 15 克。

【制作方法】　原料洗净,葛根切碎,刺五加先煎取汁,与余料同放锅中,加水适量,大火煮沸,小火熬成粥。

【用　法】　每日2次,分早晚温热服食。服用时可加冰糖适量。

【功效主治】　祛风除湿止痛。适用于风寒湿痹阻型颈椎病,颈项强痛。

枸杞羊肾粥

【原料组成】　枸杞子30克,羊肾1个,羊肉50克,大米70克,葱丝、五香粉、食盐各适量。

【制作方法】　将羊肾、羊肉洗净,切片,与枸杞子、葱丝、五香粉、食盐一同放入锅中,加清水适量,先炖煮30分钟左右,再将淘洗干净的大米放入锅中,煮至肉烂米熟粥成即可。

【用　法】　作早餐食用。

【功效主治】　益气,补虚,强肾,通络。适用于气血两虚型、血虚络阻型、肾虚筋萎型颈椎病。

枸杞猪肾粥

【原料组成】　粳米100克,猪腰子50克,枸杞子10克,食盐2克。

【制作方法】　粳米淘洗干净,用冷水浸泡半小时,捞出,沥干水分;枸杞子用温水泡至回软,洗净捞出,沥干水分备用;猪肾洗净,一切两半,剁小颗粒。锅中加入约1000毫升冷水,将粳米、猪肾粒放入,用大火煮沸,搅拌几下,然后放入枸杞子,改用小火熬煮成粥,再下入食盐拌匀,稍焖片刻,即可盛起食用。

【用　法】　每日1~2次,早或晚温热服食。

【功效主治】　补肾气,活血通络。适用于脾肾两亏型颈椎病。

枸杞牛肉粥

【原料组成】　黄牛肉丁50克,糯米100克,枸杞子20克。

【制作方法】　黄牛肉丁、糯米共煮粥,待粥将煮好时放入枸杞子,再共煮成粥加调味后服食。

【用　法】　每日1~2次,早或晚温热服食。

【功效主治】　补脾胃、益气血、强筋骨。适用于颈项不利、下肢痿软者。

骨碎补鹿角霜芝麻糊

【原料组成】　骨碎补100克,鹿角霜100克,黑芝麻1 000克,白糖适量。

【制作方法】　将两味中药共研为极细末,芝麻烘炒微焦后杵末,与两味药末混合,瓶装,放冰箱中冷藏。

【用　法】　服用时取50克,加白糖,开水调服,每日2次。

【功效主治】　温肾壮阳,强壮筋骨,散寒止痛。适用于兼有肾阳虚衰型、痹证型颈椎病。

杭芍桃仁粥

【原料组成】　杭白芍20克,桃仁15克,粳米60克。

【制作方法】　先将白芍水煎取液500毫升,再将桃仁洗净,捣烂如泥,加水研汁去渣,二汁液同粳米一起煮熟即成。

【用　法】　每日2次,分早晚温热服食。

【功效主治】 活血养血通络。适用于气滞血瘀型颈椎病。

黄芪圆肉粥

【原料组成】 黄芪、桂圆肉各 20 克,粳米 50 克,白糖适量。

【制作方法】 黄芪切片,置锅中加水 500 毫升,煎取汁,粳米用水洗净,取黄芪液及加适量水煮沸,放桂圆肉同煮成粥后加适量白糖即可。

【用 法】 每日 2 次,分早晚温热服食。

【功效主治】 气血双补。适用于年老体弱、气血不足型颈椎病。

菊花葛根粥

【原料组成】 菊花 15 克,葛根 50 克,大米 100 克,冰糖适量。

【制作方法】 菊花放入锅中加水适量,煎后取汁弃渣。葛根洗净,切成碎粒,洗净的粳米和菊花汁一同放入锅中,加水适量煮粥,加白糖适量。

【用 法】 早晚 2 次分食。

【功效主治】 升清降浊,通络止痛。适用于神经根型颈椎病的辅助治疗,对头痛项强,视物不清者尤为适宜。

梨花葛根粥

【原料组成】 鸭梨 250 克,花生仁 50 克,葛根 20 克,大米 100 克,冰糖适量。

【制作方法】 将鸭梨去皮、核,切碎;花生仁洗后研碎;大米淘洗干净。葛根放入砂锅中,水煎去渣取汁,之后把药汁、大米、花生仁、鸭梨一同放入锅中,注入清水适量,小火煮粥,待粥煮成后,放入冰糖充分搅拌,使其完全溶化即可。

【用　法】　每日 2 次,早晚服食。

【功效主治】　祛风解肌,化痰通络。适用于风邪入络型、痰瘀阻络型颈椎病。

梨花枇杷粥

【原料组成】　梨 250 克,粳米、花生仁各 50 克,枇杷叶 12 克,冰糖适量。

【制作方法】　梨去皮,切碎或取汁。粳米淘洗净,花生仁洗后打碎,枇杷叶切丝后用纱布包,与梨汁一同放锅中加水适量,先用大火煮沸,再用小火煮成粥后除枇杷纱布包,加适量冰糖。

【用　法】　每日 2 次,分早晚温热服食。

【功效主治】　止咳化痰,润肺止喘。适用于痰瘀交阻型颈椎病的辅助治疗。

梨花元胡粥

【原料组成】　梨 250 克,花生仁 50 克,延胡索 12 克,粳米 50 克,冰糖适量。

【制作方法】　梨去皮,切碎或取汁。粳米淘洗净,花生仁洗后打碎,延胡索用纱布包,与梨汁一同放锅中加水适量,用大火煮沸,小火煮成粥后除延胡索纱布包,加适量冰糖。

【用　法】　早晚 2 次分食。

【功效主治】　化痰活血。适用于痰瘀交阻型颈椎病。

灵仙双仁粥

【原料组成】 威灵仙 15 克,薏苡仁 30 克,桃仁(去皮)9 克,大米 75 克,白糖适量。

【制作方法】 将威灵仙水煎去渣取汁,之后把药汁与淘洗干净的薏苡仁、桃仁、大米一同放入锅中,加入清水适量,同煮为稀粥,待米熟粥成,调入白糖即成。

【用　法】 每日 2 次,早晚服食。

【功效主治】 祛风除湿,活血止痛。适用于各型颈椎病以颈项部僵硬强痛为突出表现者。

莲党枸杞粥

【原料组成】 莲子 50 克,生党参 50 克,粳米 50 克,枸杞子 15 克,冰糖适量。

【制作方法】 莲子用温水浸泡,剥去皮,粳米、生党参、枸杞子用水淘洗净。全部原料放锅中,加水适量,用大火煮沸,改小火煮熟,加入冰糖融化即可。

【用　法】 每日 2 次,早晚温热服食。

【功效主治】 益气养血。适用于气血不足型颈椎病。

木瓜陈皮粥

【原料组成】 木瓜、陈皮、丝瓜络、川贝母各 10 克,粳米 50 克,冰糖适量。

【制作方法】 以上原料洗净,将木瓜、陈皮、丝瓜络水煎,去渣取汁,加入粳米煮粥,至将熟时再加入川贝母(切碎)稍煮,加冰糖适量搅匀即成。

【用　法】　每日1～2次,早或晚温热服食。

【功效主治】　化痰除湿通络。适用于痰湿阻络型颈椎病。

牛奶花胶粥

【原料组成】　花胶(即熬成膏状的鱼肚)、牛奶、粳米各100克。

【制作方法】　粳米洗净煮成粥,加入花胶一匙羹,牛奶100克,稍滚即成。

【用　法】　每日1次,当早餐。

【功效主治】　头晕眼花,神倦虚弱,虚不受补,每天吃此粥,连吃半个月便见功效。牛奶补钙,花胶含丰富的筋膜胶、蛋白质,祛风益脑,粳米含丰富的维生素 B_1,促进消化吸收,同食可达到补益延年的功效。

杞子莲子粥

【原料组成】　枸杞子15克,莲子50克,大米75克,冰糖适量。

【制作方法】　将莲子用温水浸泡,剥去皮;枸杞子、大米淘洗干净。将莲子、枸杞子、大米一同放入锅中,加清水适量,大火煮沸后,改用小火慢煮,待米熟粥成后,加入冰糖充分搅拌,使其完全溶化即成。

【用　法】　每日2次,早晚温热服食。

【功效主治】　滋补肝肾,益气养血。适用于气血两虚型、肝肾不足型、肾虚筋萎型颈椎病。

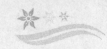

芎归蚕蛹粥

【原料组成】 川芎 10 克,当归、蚕蛹各 15 克,粳米 50 克。

【制作方法】 原料洗净,加水适量,先煎川芎、当归,去渣取汁,再加蚕蛹、粳米,大火熬成粥。

【用　法】 每日 1～2 次,早或晚温热服食。

【功效主治】 养血活血。适用于气滞血瘀型颈椎病,体质虚弱者。

三七粥

【原料组成】 三七粉 9 克,大米 100 克,白糖适量。

【制作方法】 先将大米淘洗干净,放入锅中,加入清水适量,小火煮粥,煮至米烂汤稠时,调入三七粉及白糖,再稍煮片刻即可。

【用　法】 每日 2 次,分早晚温热服食。

【功效主治】 活血化瘀止痛。适用于气滞血瘀型、太阳督脉型颈椎病。

桑葚枣圆粥

【原料组成】 桑葚(鲜)、大枣、糯米各 50 克,桂圆肉 20 克,冰糖适量。

【制作方法】 先将桑葚、大枣、糯米水洗干净,放锅中加水适量,用大火煮沸后再加入桂圆肉,改小火熬煮成粥,加冰糖适量调匀即可。

【用　法】 每日 2 次,分早晚温热服食。

【功效主治】 养血益气。适用于年老体弱、气血不足型颈椎病。

山丹桃仁粥

【原料组成】 山楂 30 克,丹参 15 克,桃仁(去皮)6 克,粳米 50 克。

【制作方法】 原料洗净,丹参先煎,去渣取汁,再放山楂、桃仁及粳米,加水适量,大火煮沸,小火熬成粥。

【用 法】 每日 2 次,分早晚温热服食。

【功效主治】 活血化瘀,通络止痛。适用于气滞血瘀型颈椎病。

山楂丹参粥

【原料组成】 生山楂 50 克,丹参 30 克,粳米 100 克,冰糖屑适量。

【制作方法】 将生山楂、丹参洗净,再将丹参入锅,加水适量,用小火煎煮 40 分钟,除渣取汁,放山楂片与淘净的粳米,加水适量,先用大火煮沸,再用小火熬煮成粥,最后加冰糖调匀即成。

【用 法】 早晚 2 次分食。

【功效主治】 活血化瘀,通经止痛。适用于气滞血瘀型颈椎病。

参枣粥

【原料组成】 党参 15 克,大枣 10 枚,大米 100 克,白糖适量。

【制作方法】 先将党参水煎去渣取汁,之后把药汁与洗

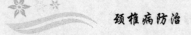

净去核的大枣、淘洗干净的大米一同放入锅中,加入清水适量,同煮为稀粥,待米熟粥成,调入白糖即成。

【用　法】　每日 2 次,早晚温热服食。

【功效主治】　益气养血补虚。适用于气血两虚型颈椎病。

参芪桂圆粥

【原料组成】　党参、黄芪、桂圆肉、枸杞子各 20 克,大米 50 克。

【制作方法】　党参、黄芪洗净,切碎,先煎取汁,加水适量煮沸,加入桂圆肉、枸杞子及大米,小火煮成粥,加适量白糖即可。

【用　法】　早晚 2 次分食。

【功效主治】　补气养血。适用于气血亏虚型颈椎病。

双仁鸡血藤粥

【原料组成】　薏苡仁 50 克,桃仁(去皮)6 克,鸡血藤 15 克,粳米 50 克,白糖适量。

【制作方法】　先将鸡血藤水煎取汁,再与洗净的薏苡仁、桃仁、粳米同放锅中,加水适量同煮粥,加白糖适量即可。

【用　法】　早晚 2 次分食。

【功效主治】　祛风除湿,活血止痛。适用于痹证型、气滞血瘀型颈椎病。

双仁五加粥

【原料组成】　薏苡仁 50 克,桃仁(去皮)6 克,刺五加 15 克,粳米 50 克,白糖适量。

【制作方法】 先将刺五加水煎取汁,再与洗净的薏苡仁、桃仁、粳米放锅中,加水适量同煮粥,加白糖适量即可。

【用　法】 早晚 2 次分食。

【功效主治】 祛风除湿,活血止痛。适用于神经根型颈椎病、风寒湿型颈椎病、腰腿疼痛。

生姜粥

【原料组成】 粳米 50 克,生姜 5 片,连须葱数根,米醋适量。

【制作方法】 生姜捣烂,和米同煮,粥将熟加葱、醋,食后覆被取汗。

【用　法】 每日 2 次,分早晚温热服食。

【功效主治】 祛风散寒。适用于各型颈椎病。

桃仁粥

【原料组成】 桃仁 12 克,大米 100 克,冰糖适量。

【制作方法】 先将桃仁洗净,捣烂如泥,与淘洗干净的大米一同放入锅中,再加入适量清水,大火煮沸后,改用小火煮粥,待粥煮成后,放入冰糖充分搅拌,使其完全溶化即可。

【用　法】 每日 2 次,早晚服食。

【功效主治】 益气活血通络。适用于气滞血瘀型、气血两虚型颈椎病。

乌豆活血粥

【原料组成】 黑大豆、粳米各 100 克,苏木 15 克,鸡血藤 30 克,延胡索面 5 克,红糖适量。

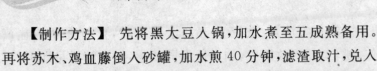

【制作方法】 先将黑大豆入锅,加水煮至五成熟备用。再将苏木、鸡血藤倒入砂罐,加水煎 40 分钟,滤渣取汁,兑入黑豆锅同煮至八成熟,下粳米、延胡索面及适量清水,煮至烂熟,加红糖调味即可。

【用　法】 每日 1 剂,分 2 次于早、晚时服。

【功效主治】 补肝益肾,养血活血,舒筋通脉。适用于各型颈椎病瘀痛较重者。

仙人粥

【原料组成】 何首乌 25 克,大米 100 克,大枣 6 枚,红糖适量。

【制作方法】 先将何首乌水煎,去渣取汁备用。再将大米、大枣洗净,放入锅中,注入适量清水用小火慢煮,等米七成熟时,加入药汁,继续煮至米熟粥成,调入红糖,再煮沸即可。

【用　法】 每日 2 次,分早晚温热服食。

【功效主治】 补气血,益肝肾。适用于气血两虚型、肝肾不足型,以及肾虚筋萎型颈椎病。

薏米粥

【原料组成】 薏苡仁 50 克,粳米 100 克,白糖适量。

【制作方法】 薏苡仁和粳米洗净,煮成粥,调入白糖。

【用　法】 每天最好能吃一次,连吃半个月。

【功效主治】 薏苡仁和粳米均含丰富的维生素 B_1,对心脏、神经和消化系统均有很重要的作用。薏苡仁油能减少肌肉挛缩。此粥可以清热利湿,对风湿、类风湿、水肿、扁平疣、青春痘、筋骨屈伸不利等均有疗效。

腰花粥

【原料组成】 取猪腰子1副,粳米65克,葱白、姜、味精、黄酒、食盐各适量。

【制作方法】 将猪腰子洗净,去筋膜,切成小块,入沸水氽烫备用。再将粳米洗净,加水适量,小火熬成粥,加入腰花、葱白、姜及调料,煮沸后食用。

【用　法】 每日1～2次,早或晚温热服食。

【功效主治】 补肾气,通膀胱,消积滞,止消渴。适用于椎间盘突出兼有腰膝软弱、步履艰难的患者。

猪心花生粥

【原料组成】 猪心150克,粳米、花生仁各50克,味精、食盐、花生油、葱、姜末、料酒各适量。

【制作方法】 猪心洗净,切丁;花生仁、粳米洗净。花生油下热锅,加入葱、姜末、料酒及猪心,煸炒片刻再加入食盐、清水、粳米、花生仁,用大火煮沸,小火熬煮成粥后加入适量味精即成。

【用　法】 每日2次,分早晚温热服食。

【功效主治】 养心安神,养血健脑。适用于各型颈椎病的辅助治疗,尤其是神经根型颈椎病。

（四）菜肴

柏子仁炖猪心

【原料组成】 柏子仁 15 克，猪心 1 只。

【制作方法】 猪心洗净，将柏子仁放入猪心内，一同放入砂锅加水，小火炖煮至猪心烂熟，加调料即成。

【用　法】 佐餐食用。

【功效主治】 养心安神，补血。适用于各型颈椎病失眠、心悸症状者。

巴戟杜仲狗肉煲

【原料组成】 巴戟天 10 克，杜仲 10 克，狗肉 500 克，料酒、食盐、味精、红糖、姜片、葱白段各适量。

【制作方法】 将巴戟天、杜仲洗净，用纱布包裹；狗肉洗净，切块。将全部用料入锅，加姜片、葱白段、料酒、食盐、红糖、味精、清水，大火煮开后转用小火煲汤，至狗肉酥烂，取出药包即成。

【用　法】 佐餐当菜，随量食用。

【功效主治】 温肾壮阳，散寒止痛，祛风除湿。适用于痹证型兼有肾阳虚衰的颈椎病。

冰糖蛤蟆油

【原料组成】 蛤蟆油 50 克，罐头青豆 15 克，枸杞子 10 克，甜酒汁 30 毫升，冰糖 50 克，姜片、葱段各适量。

【制作方法】 将蛤蟆油盛入砂锅中，加清水 500 毫升，甜酒汁 15 毫升及葱段、姜片，用大火蒸 2 小时，使其初步涨发后取出，去掉姜、葱，沥尽水，除去油上面的黑色筋膜，大的瓣成数块，盛于钵内，加清水 500 毫升，甜酒汁 15 毫升，再蒸 2 小时，使其完全涨发，捞入大汤碗中。枸杞子洗净，将清水 180 毫升和冰糖 50 克盛入大碗内，蒸 1 小时，待冰糖溶化时弃去沉淀物倒入盛蛤蟆油的碗内，撒入枸杞子、青豆即成。

【用　法】　佐餐食用。

【功效主治】　滋补肝肾，强筋壮骨。适用于椎动脉型颈椎病及肝肾不足型颈椎病。

川芎野鸭煲

【原料组成】　当归 15 克，川芎 10 克，红花 5 克，野鸭 1 只，料酒、食盐、味精、胡椒粉、姜片、葱白段各适量。

【制作方法】　将当归、川芎、红花洗净，隔水蒸煮 30 分钟备用；将鸭宰杀，去毛及内脏，洗净。把当归、川芎、红花及洗净的姜片、葱白段塞入鸭腹中，入锅加清水没过，大火煮沸后，撇去浮沫，加料酒，小火煨煮 30 分钟后，调入食盐，继续煨煮至鸭肉酥烂，调入味精、胡椒粉即成。

【用　法】　佐餐当菜，随量食用。

【功效主治】　活血化瘀，滋补肝肾。适用于气滞血瘀兼有肝肾不足之颈椎病。

炒蛇片

【原料组成】　乌蛇 1 条，植物油、食盐、胡椒粉、黄酒、葱、姜各适量。

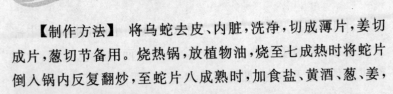

【制作方法】 将乌蛇去皮、内脏,洗净,切成薄片,姜切成片,葱切节备用。烧热锅,放植物油,烧至七成热时将蛇片倒入锅内反复翻炒,至蛇片八成熟时,加食盐、黄酒、葱、姜,继续翻炒至熟透即成。

【用 法】 佐餐食用。

【功效主治】 祛风止痛。适用于风寒湿痹型颈椎病。

川芎茶叶蛋

【原料组成】 川芎 30 克,鸡蛋 6 只,食盐、茶叶、酱油、胡椒粉各适量。

【制作方法】 将鸡蛋洗净,与川芎、食盐、茶叶、胡椒粉一同放入锅中,加入酱油及适量清水,大火煮沸后改用小火煨煮,待鸡蛋煮熟时用勺子把鸡蛋逐个打破,再煨 30 分钟,倒入盆中浸泡半天即成。

【用 法】 每次 1 只,每日 2 次,加热后食用。

【功效主治】 补气养血,活血通络。适用于气血两虚型、血虚络阻型颈椎病。

川芎白芷炖鳙鱼头

【原料组成】 鳙鱼头 1 个,川芎 6 克,白芷 10 克,生姜片 3 克,葱花、食盐、味精、料酒、五香粉、香油各适量。

【制作方法】 先将鳙鱼头去鳃,洗净,沥干水,再将川芎、白芷、生姜分别拣杂,洗净,晾干,切成片。炒锅置火上,加植物油烧至六成热,加葱花、姜末煸炒出香,放入鳙鱼头,两面匀煸,烹入料酒,加清汤适量,倒入大炖盅内,加川芎片、白芷片、生姜片,加葱花、食盐、味精,继续煨炖 30 分钟,取下,调入五香粉、香油,拌匀即成。

【用　法】　每日 1 次,佐餐当菜,随量食用。

【功效主治】　行气活血,疏肝散寒。适用于痹证型、气滞血瘀型颈椎病。

虫草炖鸽

【原料组成】　乳鸽 2 只,冬虫夏草 5 克,杜仲、肉苁蓉各10 克,火腿、香菇、冬笋、鸡汤各适量。

【制作方法】　将乳鸽去头、爪,切成块,在沸水中焯一下捞出;虫草用温水洗净,加少量黄酒炖 1 小时;杜仲、肉苁蓉洗净;香菇泡涨,洗净;冬笋、火腿切片。气锅中放入鸽块、火腿片、冬笋片、香菇,表面盖虫草、杜仲、肉苁蓉,然后加少许鸡汤、食盐、黄酒调味,上笼蒸 1 小时左右至鸽肉酥,去杜仲、肉苁蓉即成。

【用　法】　佐餐,喝汤食肉。

【功效主治】　补益气血。适用于各型颈椎病。

穿山甲油炒鸡蛋

【原料组成】　穿山甲 6 克,鸡蛋 3 个,植物油、食盐、香油各适量。

【制作方法】　将鸡蛋磕入碗中,放入研为细末的穿山甲,调入食盐及香油,充分搅拌。炒锅上火,放入植物油,烧热后入调好的鸡蛋,炒熟即成。

【用　法】　佐餐食用。

【功效主治】 滑利关节,活血通痹。适用于各型颈椎病。

党参蒸鳝鱼

【原料组成】 鳝鱼1条(约500克),党参12克,当归9克,熟火腿100克,清鸡汤、葱丝、生姜丝、胡椒粉、料酒、食盐、味精各适量。

【制作方法】 将党参、当归洗净,浸润后切片备用;鳝鱼剖杀,除去内脏,用清水洗去血污,再用开水稍烫一下捞出,洗去黏液,剁去头尾,并把鳝鱼肉剁成小段。锅中注入适量清水,放入一半的葱丝、生姜丝、料酒,烧沸后,把鳝鱼段入锅内烫一下捞出,装入汤盆中,再放入切成片状的火腿,以及党参、当归、葱丝、生姜丝、胡椒粉、料酒、食盐,灌入清鸡汤,盖好盖,上笼蒸约1小时,加味精调味即成。

【用 法】 佐餐食用。

【功效主治】 补气养血,强健筋骨,活血通络。适用于各型颈椎病,对气血两虚型、血虚络阻型颈椎病者尤为适宜。

黄芪炖鳝鱼

【原料组成】 黄芪50克,鳝鱼肉150克,葱段、生姜片、植物油、食盐、酱油、食醋各适量。

【制作方法】 将黄芪洗净,鳝鱼肉洗净并切块。将鳝鱼肉块放入油锅中翻炒片刻,再加葱段、生姜片、酱油、食盐、黄芪及适量清水,炖至鳝鱼肉熟烂汤成,用食醋调味即成。

【用 法】 饮汤食肉。

【功效主治】 益气养血,活血通络。适用于气血两虚型、血虚络阻型颈椎病。

黄芪炖蛇肉

【原料组成】 黄芪 60 克,南蛇肉 200 克,生姜片 3 片,香油、食盐、葱段、味精、酱油、胡椒粉各适量。

【制作方法】 将蛇肉洗净,切成小块,与黄芪、生姜、葱段、胡椒粉、酱油共炖汤,待肉熟汤成,加味精、香油、食盐调味即成。

【用　法】 吃肉喝汤。

【功效主治】 益气活血通络。适用于血虚络阻型、气滞血瘀型、气血不足型颈椎病。

黄焖鹿筋

【原料组成】 水发鹿筋 750 克,水发蘑菇片、冬笋片、火腿各 50 克,鲜汤、黄酒、酱油、食盐、味精、白糖、葱段、生姜片、湿淀粉、精制植物油各适量。

【制作方法】 将水发鹿筋用刀割成两半,切成长段,放入容器中,加上水发蘑菇片、冬笋片、生姜片、葱段、黄酒、鲜汤,上笼蒸约 20 分钟取出,滗净原汤,拣出葱段、生姜片。炒锅上火,放油烧热,放入葱段、生姜片煸出香味,拣出葱段、生姜片,放入鹿筋,随即加入酱油、黄酒、冬笋片、蘑菇片、火腿,用大火收汁,加入白糖、味精,见汤汁稠浓,淋上湿淀粉勾芡,出锅上盘即成。

【用　法】 佐餐当菜,随量食用。

【功效主治】 强筋壮骨,补肾温阳。适用于痹证型兼有

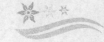

肾阳虚衰的颈椎病。

归芎炖山甲

【原料组成】 穿山甲肉(鲜)150克,川芎10克,当归8克。

【制作方法】 将穿山甲肉洗净放锅中,加入洗净的药材、适量清水共炖3小时,调味后即成。

【用 法】 饮汤食肉。

【功效主治】 活血去瘀,通经活络。适用于头痛,气血瘀滞,颈背酸痛,活动不灵等症。

归芪鸡

【原料组成】 当归尾20克,炙黄芪30克,鸡血藤60克,酒浸干地龙20克,蜂蜜30克。

【制作方法】 将当归尾、黄芪、鸡血藤、地龙用冷水浸泡半小时,入锅加水浓煎1小时,去渣取汁,趁温加入蜂蜜,搅匀即成。

【用 法】 上下午分服。

【功效主治】 益气养血,舒筋通络。适用于气血两虚型老年颈椎病。

红花韭菜鳝糊

【原料组成】 红花2克,韭菜250克,鳝鱼250克,料酒、食盐、味精、姜末、葱白末、水淀粉各适量。

【制作方法】 将韭菜拣洗干净,切细末,入油锅翻炒至七成熟,盛出备用。将鳝鱼入锅,加清水适量,煎煮片刻后捞出,剖腹后取得长条血凝丝,切末;鳝鱼剔骨取肉,撕成丝状,与血块末一起,加红花、姜末、葱白末、料酒浸制 30 分钟。起油锅,放入鱼肉、鳝血、红花,翻炒片刻后加鲜汤适量,煮沸后倒入韭菜末,加食盐、味精,再沸后调入水淀粉,勾芡即成。

【用　法】　佐餐当菜,随量食用。

【功效主治】　祛风除湿,散瘀止痛。适用于痹证型、气滞血瘀型颈椎病。

红七鸡

【原料组成】　母鸡 1 只,红花 5 克,三七 10 克,枸杞子10 克,猪瘦肉 100 克,白菜 250 克,面粉 150 克,料酒、食盐、生姜片、葱段、胡椒粉各适量。

【制作方法】　将鸡宰杀后去毛及内脏,去爪甲,洗净;将红花洗净;枸杞子、三七洗净,隔水蒸煮 30 分钟后,将三七切片;猪肉洗净,剁成肉泥;白菜洗净,入沸水中汆一下,捞出后剁碎;面粉加水调成面团;葱、姜洗净后,少许葱切成细末,葱白切段;将部分生姜捣汁。将鸡先放入沸水中汆一下,捞出后沥干水分,将红花、三七片、枸杞子、姜片、葱白段塞入鸡腹,把鸡放入搪瓷盆内,加清汤、胡椒粉、料酒、食盐,上笼用大火蒸煮 1 小时,同时将猪肉泥加食盐、胡椒粉、料酒、生姜汁、白菜和少许清水搅拌成馅;将面粉揉成面团,擀皮包饺子。另锅上火,加清水,煮沸后下饺子,煮熟捞出,鸡熟时取出鸡,将鸡汤、饺子盛入瓷盆中即成。

【用　法】　佐餐,随量食用。

【功效主治】　活血化瘀,消肿止痛,补益肝肾。适用于

— 231 —

肝肾亏虚、气滞血瘀型颈椎病。

黑豆煲生鱼

【原料组成】 黑豆100克，生鱼1条(约500克)，猪瘦肉100克，独活10克，调味料等。

【制作方法】 生鱼去鳞，开肚去内脏，洗净，与猪瘦肉、黑豆及药材同煲约一个半小时，调味后即成。

【用 法】 服用时可饮汤食豆，食鱼肉。

【功效主治】 驱风通络，止痛散寒。对中风后肢体强直、瘫痪、颈椎综合征均有疗效，但此方对风热感邪的人不适合。

胡椒根炖蛇肉

【原料组成】 胡椒根100克，蛇肉250克。黄酒、葱、姜、花椒、食盐各适量。

【制作方法】 将胡椒根洗干净，切成3厘米长的段；蛇肉切成2厘米长的段。将蛇肉、胡椒根放入砂锅内，加葱、姜、食盐、黄酒和水适量，用大火煮沸之后，转用小火烧至熟透即可。

【用 法】 分次服食。

【功效主治】 祛风除湿，舒筋活络。适用于神经根型颈椎病。

茴香煨猪腰

【原料组成】 茴香15克，猪腰1个。

【制作方法】 将猪腰对半切开，剔去筋膜，然后与茴香共置锅内加水煨熟。

　　【用　法】　佐餐,趁热吃猪腰,用黄酒送服。

　　【功效主治】　温肾祛寒。适用于肾虚腰痛,腰肌劳损型颈椎病。

老桑枝煲鸡

　　【原料组成】　老桑枝 60 克,母鸡 1 只,食盐少许。

　　【制作方法】　将老母鸡去毛及内脏,切成小块,与老桑枝同放锅内,加适量水煲汤,食盐调味即可。

　　【用　法】　饮汤食鸡肉。

　　【功效主治】　滋补肝肾。适用于神经根型颈椎病,肝肾亏虚型颈椎病。

辣椒炖土鸡

　　【原料组成】　尖辣椒 30 克,羌活 15 克,土鸡肉 500 克,葱段、生姜片、料酒、酱油、白糖、食盐、胡椒粉各适量。

　　【制作方法】　将尖辣椒洗净,切碎;土鸡肉洗净,切成小块。把辣椒、鸡肉块一同放入锅中,加入葱段、羌活、生姜片、料酒、白糖、酱油、胡椒粉及适量清水,大火煮沸后,改用小火将鸡肉炖至八成熟,再放入食盐,继续炖至鸡肉熟烂即成。

　　【用　法】　佐餐当菜,随量食用。

　　【功效主治】　祛风散寒,养血通络。适用于风寒湿痹型颈椎病。

辣椒炖蛇肉

　　【原料组成】　尖头辣椒 20 克,乌蛇肉 250 克,葱段、姜片、料酒、酱油、白糖、食盐各适量。

【制作方法】 将乌蛇宰杀后,洗净,切段,与洗净、切段的辣椒同入锅中,加葱段、姜片、料酒、酱油、白糖、清水适量,用大火煮沸后,改用小火将蛇肉煨至八成熟,放入食盐,煨炖至蛇肉熟烂即成。

【用　　法】 佐餐当菜,随量服食。

【功效主治】 祛风散寒,舒筋通络。适用于痹证型老年颈椎病。

鲤鱼山楂蛋

【原料组成】 鲤鱼1条(约500克),山楂片30克,鸡蛋1个,面粉、料酒、葱段、生姜片、食盐、植物油、白糖各适量。

【制作方法】 将鲤鱼去鳞、鳃及内脏,洗净,切块,加入料酒、食盐渍15分钟;面粉中加入适量清水和白糖,打入鸡蛋搅拌成糊;然后把鱼块放入面糊中浸透,取出后沾上干面粉,再下入爆过生姜片的热油锅中翻炸3分钟捞起。山楂片加入少量清水,上火煮烂,入调料及少量干面粉,制成芡汁,倒入炸好的鱼块,煮15分钟,撒上葱段即成。

【用　　法】 佐餐食用。

【功效主治】 补气养血,活血化瘀。适用于气血两虚型、气滞血瘀型、血虚络阻型颈椎病。

刘寄奴煨老鸭

【原料组成】 刘寄奴10克,老鸭1只,料酒、食盐、味精、胡椒粉、姜片、葱白各适量。

【制作方法】 将刘寄奴洗净,用布袋包裹。老鸭宰杀后去毛及内脏,洗净后入锅,加刘寄奴、姜片、葱白、清水适量,大火煮沸后撇去浮沫,加料酒,小火煨煮 2 小时,至鸭肉酥烂后,取出药袋,加食盐、味精、胡椒粉,再沸后即成。

【用　法】 佐餐当菜,随量食用。

【功效主治】 补气养血,活血通络,利湿除痹。适用于气血不足型、痰瘀交阻型颈椎病。

路路通炖蛇肉

【原料组成】 路路通 60 克,桂枝、胡椒树根各 10 克,乌蛇肉 250 克,葱花、生姜丝、食盐、黄酒各适量。

【制作方法】 将路路通、桂枝、胡椒树根分别洗净,切碎,用纱布包裹,与洗净切块的乌蛇肉一同放入锅中,加入清水适量,放入葱花、生姜丝、食盐、黄酒,小火煮至蛇肉熟烂,捞出药包即成。

【用　法】 佐餐食用。

【功效主治】 散寒除湿,温经通络。适用于风寒湿痹型颈椎病。

麻辣花蛇

【原料组成】 白花蛇 1 条,花椒、辣椒子、生姜、料酒、酱油、食盐、香油各适量。

【制作方法】 将白花蛇宰杀,剥皮,切头,去内脏,切块;将花椒、辣椒子洗净,晒干,研粉;生姜洗净,切丝。将全部用料一同入油锅余 2 分钟,捞出后去油,加料酒、酱油、食盐、清

水适量,煮烂后淋入香油即成。

【用　法】　佐餐当菜,随量食用。

【功效主治】　补气活血,温阳散寒,祛风通络。适用于气滞血型、痰瘀交阻型、气血虚弱型颈椎病。

牛筋焖萝卜

【原料组成】　牛筋带牛腩1000克,萝卜600克,大葱2棵,生姜3片等。

【制作方法】　牛筋洗净,先煲1小时,捞起切成小块;萝卜洗净,去皮,切成中等大块状,与牛筋块、大葱(切段)、生姜、油、食盐等调味料下入锅中,再焖1小时即成。

【用　法】　佐餐食用。

【功效主治】　理气化痰,利筋膜。适用于腰酸腿痛、颈项强痛、筋骨软弱、肢体乏力等症。

牛骨髓鹌鹑蛋

【原料组成】　牛骨髓50克,鹌鹑蛋10个,料酒、食盐、味精各适量。

【制作方法】　将鹌鹑蛋去壳放入碗中,加入牛骨髓、料酒、食盐、味精和适量鲜汤,搅拌均匀,之后上笼用大火蒸10分钟即成。

【用　法】　每日2次,温热食之。

【功效主治】　滋补肝肾。适用于肝肾阴虚型、肾虚筋萎型颈椎病。

气血双补膏

【原料组成】 黄芪、党参、山药、桂圆肉各 30 克,甘草 3 克,白术、枸杞子各 15 克,山茱萸、当归各 10 克,大枣 10 枚,蜂蜜 100 毫升。

【制作方法】 将上药洗净,加水 1 000 毫升,小火煎煮,取汁 500 毫升,再加水 500 毫升,小火煎煮,取汁 300 毫升。将两次药汁混合入砂锅内,小火浓缩至 500 毫升,加蜂蜜 100 毫升收膏。

【用　法】 每日 3 次,每服 20 毫升。

【功效主治】 补气养血,健脾益肾。适用于气血虚弱型颈椎病。

千斤拔粉葛煲猪脊骨

【原料组成】 千斤拔、粉葛根各 30 克,猪脊骨 500 克。

【制作方法】 将千斤拔洗净;粉葛根去皮,切片;猪脊骨洗净,切段。上料放锅内,加清水 6 碗煮至肉烂,调味即成。

【用　法】 饮汤食肉,可常服有效。

【功效主治】 滋补肝肾。适用于神经根型颈椎病,肝肾亏虚型颈椎病。

芹菜拌豆腐

【原料组成】 豆腐、芹菜各适量,葱、姜末、食盐、味精、香油各少许。

【制作方法】 把豆腐切成小方丁入盘,芹菜切成小段,用开水焯一下,捞出放凉水中冷却,控净水,倒在豆腐上,再

加上食盐、葱、姜末、味精、香油拌好即成。

【用　法】　佐餐食用。

【功效主治】　清热平肝,降脂降压。适用于各型颈椎病合并高血压者。

清炖乌梢蛇

【原料组成】　乌梢蛇1条,葱段、生姜片、黄酒、食盐各适量。

【制作方法】　将乌梢蛇去皮及内脏,洗净,切成3厘米长的段,放入砂锅中,加葱段、生姜片、黄酒、清水适量,用大火煮沸后,改用小火炖至蛇肉熟透,再加食盐即成。

【用　法】　佐餐当菜食用。

【功效主治】　祛风湿,通利经络。适用于神经根型颈椎病。

三七煨蹄筋

【原料组成】　参三七20克,威灵仙15克,水发蹄筋100克,竹笋50克,火腿肠1根,料酒、姜片、葱段、食盐、味精、水淀粉、胡椒粉各适量。

【制作方法】　将参三七、威灵仙洗净,用布袋包裹;水发蹄筋洗净,切段;竹笋切丝,火腿肠切片。将参三七、威灵仙、蹄筋一同入锅,加清水适量,大火煮开后改用小火煨煮30分钟,捞出布袋,加姜片、料酒、葱段、食盐,煮开后加入笋丝、火腿肠片,再煮沸后,调入味精、水淀粉,勾芡后撒上胡椒粉即成。

【用　法】　佐餐当菜,随量食用。

【功效主治】　祛风化湿,活血散瘀。适用于气滞血瘀型颈椎病。

桑枝葛根炖鸡肉

【原料组成】　老桑枝、葛根各 60 克,绿豆 30 克,鸡肉250 克,生姜丝、食盐各适量。

【制作方法】　将鸡肉洗净,切成小块,与洗净、切碎的老桑枝、葛根及淘洗干净的绿豆一同放入砂锅中,加入适量清水,大火煮沸后,改用小火慢炖,至鸡肉熟烂,入生姜丝和食盐,再稍煮片刻即成。

【用　法】　吃肉喝汤。

【功效主治】　补血活血,通络除痹。适用于风寒湿痹型颈椎病。

桑枝五加皮炖兔肉

【原料组成】　老桑枝 60 克,五加皮 30 克,兔肉 250 克,生姜片、食盐各适量。

【制作方法】　将兔肉洗净,切成小块,与洗净并切碎的老桑枝、五加皮一同放入砂锅中,加入适量清水,大火煮沸后,改用小火慢炖,至兔肉熟烂,入生姜片和食盐,再稍煮片刻即成。

【用　法】　吃肉喝汤。

【功效主治】　益气补血,通络除痹。适用于各型颈椎病以颈项部僵硬沉痛为主要表现者。

山楂肉丁

【原料组成】 山楂 75 克,猪后腿瘦肉 250 克,酱油、植物油、白糖、料酒、食盐、葱丝、生姜丝、淀粉各适量。

【制作方法】 将猪肉洗净,切成小方块,用刀背轻拍,拌料酒、食盐、湿淀粉,撒上干淀粉备用。将油锅烧至六成热,先爆香葱丝、生姜丝,再将猪肉逐块炸一下,捞起沥油,再次将猪肉丁略炸捞起,待油八成热时,再炸至脆;山楂去核,加少许水煮烂,压泥,倒入余油中翻炒,加酱油、白糖,熬稠厚后倾入肉丁,翻炒均匀即成。

【用　法】 佐餐食用。

【功效主治】 益气活血,化瘀通络。适用于气滞血瘀型、气血两虚型颈椎病。

蛇肉煲胡椒根

【原料组成】 三蛇肉(金脚带、饭铲头、过树榕)约 250克(没有三蛇也可以用其他蛇肉,如大蟒蛇、水律蛇肉等,但功效不如三蛇肉),胡椒根 50 克。

【制作方法】 蛇肉、胡椒根加水约 6 碗,大火煮沸腾后转小火慢熬,煲至汤量约 3 碗(需要 2 小时左右),加入少许食盐、油等调味即可。

【用　法】 饮汤食肉。

【功效主治】 活血行气,舒筋活络,滋补强壮。适用于春季风寒型颈椎病患者。

生地黄杜仲炖鹌鹑

【原料组成】 生地黄、杜仲各 20 克,川芎、桑枝各 10 克,鹌鹑 1 只,食盐适量。

【制作方法】 将鹌鹑宰杀,去毛杂,洗净,与生地黄、杜仲、川芎、桑枝一同放入砂锅中,加入适量清水,大火煮沸后,改用小火炖 1～2 小时,至鹌鹑肉熟烂时,入食盐调味即可。

【用　法】 每日 1 剂,吃肉喝汤。

【功效主治】 养血活血,补益肝肾。适用于气血两虚型、肝肾亏虚型颈椎病。

天麻炖猪脑

【原料组成】 天麻 10 克,猪脑 1 个,食盐适量。

【制作方法】 将天麻洗净,浸软切片,与猪脑一同放入锅中,加入清水适量,大火煮沸后,改用小火慢炖 40 分钟,用食盐调味即可。

【用　法】 食猪脑并饮汤。

【功效主治】 祛风止痛,滋养通脉。适用于血虚络阻型、风邪入络型颈椎病。

天麻炖鳙鱼头

【原料组成】 天麻 10 克,鲜鳙鱼头 1 个,生姜 3 片。

【制作方法】 将天麻、鳙鱼头、生姜放炖锅内,加清水适量,炖熟。

【用　法】 调味后服,隔天 1 次。可常服。

【功效主治】 滋补肝肾。适用于椎动脉型颈椎病,肝肾

亏虚型颈椎病。

天麻炖鲢鱼头

【原料组成】 天麻 15 克,鲢鱼头 1 个(约 250 克),葱花、生姜末、食盐、味精、五香粉、香油各适量。

【制作方法】 将天麻拣杂,洗净,晾干后切成薄片,装入纱布袋中,扎紧袋口备用。将鲢鱼头去鳃,洗净,放入砂锅,加水适量,大火煮沸,撇去浮沫,烹入料酒,放入天麻药袋,加葱花、生姜末,改用小火煨炖 30 分钟,取出药袋,砂锅中加入食盐、味精、五香粉,再煨炖至鱼头酥烂,淋入香油即成。

【用　法】 佐餐当菜,药袋中天麻片也可一同嚼食。

【功效主治】 疏风散寒,强壮筋骨。适用于痹证型颈椎病。

双补膏

【原料组成】 黄芪、党参、山药、桂圆肉、茯苓各 30 克,甘草 10 克,白术、枸杞子各 200 克,山茱萸、当归各 15 克,大枣 10 枚。

【制作方法】 诸药入砂锅内,加水 1 000 毫升,小火煎煮,取汁 500 毫升;再加水 500 毫升,小火煎煮,取汁 300 毫升。将两次药汁混合入砂锅内,小火浓缩至 500 毫升,加蜂蜜 100 毫升收膏。

【用　法】 每次 20 毫升,每日 3 次。

【功效主治】 补气养血,健脾益肾。适用于椎动脉型颈椎病。

（五）汤羹

鹌鹑杜仲汤

【原料组成】 鹌鹑 3 只,杜仲 15 克,生姜 3 片,大枣 8 枚,食盐、酱油、味精各适量。

【制作方法】 将鹌鹑宰杀,去毛及内脏等,洗净,与杜仲、生姜、大枣一同放入锅中,加入清水适量,大火煮沸后,再放入食盐、酱油,改用小火慢炖,待鹌鹑熟烂汤成,用味精调味即成。

【用 法】 佐餐食用。

【功效主治】 补益肝肾,强筋壮骨,祛风通络。适用于肝肾不足型颈椎病。

白芍木瓜汤

【原料组成】 白芍 30 克,木瓜 13 克,鸡血藤 15 克,葛根 10 克,甘草 10 克。

【制作方法】 5 味药放在一起用水煎。

【用 法】 每日 1 剂,水煎 2 次分服。

【功效主治】 舒筋活血,滋阴止痛。适用于颈椎病。

杜仲甲鱼汤

【原料组成】 杜仲 15 克,甲鱼 1 只(约 250 克),植物油、食盐、味精各适量。

【制作方法】 将甲鱼宰杀,去内脏及表皮,洗净,与杜仲一同放入锅中,加入清水适量,用小火慢炖至甲鱼熟烂,放入

植物油、食盐,再稍炖片刻,用味精调味即成。

【用　法】　吃甲鱼,饮汤。

【功效主治】　补益肝肾,滋阴养血。适用于肝肾不足型、气血两虚型颈椎病。

独活黑豆汤

【原料组成】　独活 15 克,黑豆 50 克。

【制作方法】　将独活、黑豆分别淘洗干净,一同放入锅中,加入清水约 1500 毫升,煎煮至 400～500 毫升,去渣即成。

【用　法】　每日 2 次,分早晚温服。

【功效主治】　祛风止痛,通经活络。适用于风寒湿痹型、肝肾不足型颈椎病。

葛根猪骨汤

【原料组成】　葛根 250 克,猪骨 250 克,净清水 1500 毫升,适量食盐、食油及配菜作料。

【制用法】　上料用慢火炖至 200 毫升(可供一人食用)。

【用　法】　饮汤,食猪骨。

【功效主治】　疏肌解表,生津退热,强筋健骨。适用于项背强痛、肩臂酸麻等颈椎综合征等。

枸杞子猪骨汤

【原料组成】　枸杞子 50 克,猪骨(最好用猪尾骨)300 克,植物油、食盐、味精各适量。

【制作方法】　将猪骨剁碎,与枸杞子同入锅中,加清水

1 200 毫升,大火煮沸,再改以小火煨煮 60 分钟,加植物油、食盐,汤稠后调入味精即成。

【用　法】　佐餐,当汤饮用。

【功效主治】　补肾益精、强筋健骨。适用于气血虚弱型、肝肾不足型颈椎病。

海带排骨汤

【原料组成】　猪排骨(大排)750 克,海带(鲜)500 克,大葱 5 克,姜 4 克,食盐 3 克,料酒 3 克,味精 2 克。

【制作方法】　将排骨改刀焯水,捞出备用;大葱洗净,切花;姜洗净,切片备用。将排骨装入砂锅,加海带、葱花、姜片及适量清水,大火煮开,撇去浮沫,改用微火炖至熟烂,汤汁溢香,加入食盐、料酒、味精调味即成。

【用　法】　佐餐,分次服食。

【功效主治】　补血祛燥。适用于颈椎病所致失眠、心悸者。

黄芪虾皮汤

【原料组成】　黄芪 20 克,虾皮 50 克,葱、姜、食盐各适量。

【制作方法】　先将黄芪切片,入锅,加水适量,煎煮 40 分钟,去渣取汁,加入洗净的虾皮,加适量水及葱、姜、食盐等调味品,煨炖 20 分钟即成。

【用　法】　佐餐,当汤服食。

【功效主治】　补益脾肾,补充钙质,抗骨质疏松。用于辅助治疗颈椎病。

鸡血藤豆芽汤

【原料组成】 鸡血藤、木瓜各 20 克,黄豆芽 250 克,猪油、食盐各适量。

【制作方法】 将鸡血藤、木瓜水煎,去渣取汁,在药汁中加入黄豆芽及猪油同煮汤,至黄豆芽熟时,入食盐调味即成。

【用　法】 吃豆芽,饮汤,每日 1 剂。

【功效主治】 清热除湿,活血通络。适用于痰瘀阻络型、风湿热痹型颈椎病。

加味葛根汤

【原料组成】 葛根 20 克,桂枝 15 克,酒白芍 15 克,麻黄 5 克,甘草 15 克,生姜 5 克,大枣 15 克,当归 15 克,川芎 15 克,申姜 15 克,狗脊 15 克,杜仲 15 克,牛膝 15 克,鹿角胶(捣碎冲服)15 克。

【制作方法】 14 味药放在一起用水煎。

【用　法】 每日 1 剂,分早晚 2 次服。

【功效主治】 祛风散寒,养血和血,补肝益肾,强筋壮骨,蠲痹止痛。适用于各型颈椎病。

韭菜鳝鱼糊

【原料组成】 韭菜 250 克,鳝鱼肉 200 克,红花 9 克,料酒、植物油、食盐、生姜末、葱白末、味精、水淀粉各适量。

【制作方法】 将韭菜拣洗干净,切成细末,放入油锅中翻炒至七成熟,盛出备用;鳝鱼肉洗净,撕成丝条状,加红花、生姜末、葱白末、料酒浸渍 30 分钟。起油锅,放入鳝鱼肉丝等,翻炒片刻后加入适量鲜汤,煮沸后倒入韭菜末,加食盐、味精,再煮沸后稍停片刻,调入水淀粉勾芡即成。

【用　法】　随量食用。

【功效主治】　祛风除湿,散瘀止痛。适用于痹证型、气滞血瘀型颈椎病。

姜葱羊肉汤

【原料组成】　羊肉 100 克,大葱 30 克,生姜 15 克,大枣 5 枚,食醋 30 毫升。

【制作方法】　将上述原料加水适量,做汤 1 碗。

【用　法】　日食 1 次,佐餐当汤服食。

【功效主治】　益气,散寒,通络。适用于寒湿型颈椎病。

颈椎壮骨汤

【原料组成】　猪骨(最好是猪尾骨)200～300 克,杜仲、枸杞子各 12 克,桂圆肉 15 克,牛膝 10 克,淮山药 30 克,花生油、食盐、葱、姜各适量。

【制作方法】　原料洗净,猪骨斩碎,共入锅内,加水适量,大火煮沸,小火煎 40～60 分钟,加花生油、食盐、葱、姜调味即成。

【用　法】　早晚随量饮用。

【功效主治】　补肝肾,强筋骨。适用于肝肾不足型颈椎病。

鹿核二鲜汤

【原料组成】　鹿肉 250 克,核桃肉 30 克,食盐适量。

【制作方法】 将鹿肉洗净,切片,核桃肉去掉种皮。锅中注入清水适量,煮开后,放入鹿肉、核桃肉共煮,煮至鹿肉熟烂,用食盐调味即成。

【用　法】 佐餐当菜,随量食用。

【功效主治】 补肾益精,益气养血。适用于痹证型兼有肾阳虚衰的颈椎病。

萝卜排骨汤

【原料组成】 白萝卜250克,猪排骨500克,葱段、生姜片、食盐、酱油、食醋、味精各适量。

【制作方法】 将白萝卜、猪排骨分别洗净,切成小块,一同放入锅中,加入清水适量,大火煮沸后,再放入葱段、生姜片、食盐、酱油、食醋,改用小火继续煨煮,至骨头酥烂汤稠后,调入味精即成。

【用　法】 佐餐当汤饮用。

【功效主治】 滋阴降火,补肾强筋壮骨。适用于肝肾不足型、心肝火旺型颈椎病。

鲮鱼粉葛汤

【原料组成】 鲮鱼约500克,粉葛250克,扁豆30克,赤小豆30克,江瑶柱20克。

【制作方法】 先将鲮鱼去鳞,开肚清去内脏,洗净后放在锅里煎一下;扁豆、赤小豆用清水略泡浸,粉葛切成块状,与鲮鱼一起放在煲里煲两小时即可饮汤吃鱼,江瑶柱做调味用,使汤味更鲜,如没有也可不用。

【用　法】　随时服用。

【功效主治】　利湿生津,解痉退热,促进血液循环。对颈部活动不便、高血压、周身骨痛、肌肉劳损、心脏病等均有好处。粉葛、扁豆含丰富的维生素 B_1,对神经肌肉的营养调节非常有利,赤小豆可清热解毒利尿。

牛筋当归汤

【原料组成】　牛蹄筋 100 克,当归 12 克,葱段、生姜片、食盐、味精各适量。

【制作方法】　将牛蹄筋剔除杂肉,洗净,与当归一同放入砂锅中,摆上葱段、生姜片,注入清水适量,大火煮沸后,改用小火慢炖,待蹄筋熟烂后,加入食盐、味精调味即可。

【用　法】　每日 2 次,食筋饮汤。

【功效主治】　养血活血,补肝强筋。适用于气血两虚型、肝肾不足型颈椎病。

牛尾杜仲汤

【原料组成】　牛尾 1 条,杜仲 15 克,黑木耳 25 克。

【制作方法】　牛尾去污、洗净,切段,煮开后将水倒掉再洗净;杜仲、黑木耳浸洗干净。牛尾、杜仲加水同煲约 2 个半小时,将熟时再加进黑木耳稍煲,调味即可。

【用　法】　佐餐,当汤饮用。

【功效主治】　强筋健骨,止痛缓急,补中益气。适用于脊椎损伤、腰颈酸痛等症。

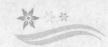

全蝎母鸡汤

【原料组成】 活蝎子 9 克,红花 12 克,母鸡肉 200 克,生姜片、食盐各适量。

【制作方法】 将蝎子用沸水烫死,与红花及洗净、切成小块状的母鸡肉一同放入砂锅中,加入适量清水,大火煮沸后,入生姜片和食盐,改用小火煮 1～2 小时,至鸡肉熟烂即成。

【用 法】 吃肉,喝汤,隔日 1 次。

【功效主治】 健脾益气,熄风活血,通络除痹。适用于痰瘀阻络型颈椎病。

杞子甲鱼汤

【原料组成】 枸杞子 15 克,甲鱼 200 克,葱段、生姜片、食盐、味精、酱油各适量。

【制作方法】 将甲鱼洗净,切块。枸杞子洗净之后与甲鱼一同放入锅中,加入适量清水和酱油,大火煮沸后,改用小火慢炖,至甲鱼八成熟时,放入葱段、生姜片、食盐,继续炖至甲鱼肉熟烂,用味精调味即成。

【用 法】 食肉饮汤。

【功效主治】 补益肝肾,养筋活血。适用于肝肾不足型、肾虚筋萎型颈椎病。

杞子排骨汤

【原料组成】 枸杞子 50 克,猪排骨 500 克,食盐、味精各适量。

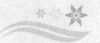

【制作方法】 将猪排骨洗净并剁碎,枸杞子洗净,一同放入锅中,加入清水适量,大火煮沸后,改用小火继续煨煮,至骨头酥烂汤渐稠后,放入食盐再稍煮片刻,用味精调味即可。

【用　法】 佐餐,当汤饮用。

【功效主治】 补肾益精,强筋壮骨。适用于气血两虚型、肝肾不足型颈椎病。

三七瘦肉汤

【原料组成】 三七12克,生地黄30克,大枣4枚,猪瘦肉300克食盐适量。

【制作方法】 将三七打碎,与生地黄、大枣、猪瘦肉入砂锅,加适量水,大火煮沸后改小火煮1小时至瘦肉熟烂,调入食盐适量即成。

【用　法】 饮汤吃肉,隔日1剂。

【功效主治】 活血化瘀,定痛。适用于气滞血瘀型急性颈椎病。

三鞭鹿肉汤

【原料组成】 狗鞭、牛鞭、鹿鞭各15克,鹿肉500克,枸杞子10克,葱、姜、花椒、陈皮、桂皮、食盐、味精各适量。

【制作方法】 将上述3种鞭顺尿道剖开,洗净,放油锅中炸酥,切片;鹿肉洗净,切块,放入沸水中汆透。锅中放大油适量烧热后,下三鞭及鹿肉煸炒,而后下葱、姜、花椒、陈皮、桂皮及适量清水,煮沸后倒入锅中,小火煨至肉熟烂后,加食盐、味精调味即可。

【用　法】　早晚随量服食。

【功效主治】　温补肾阳,填精益髓。适用于肾阳亏虚型颈椎病。

桑枝鸡汤

【原料组成】　老桑枝 60 克,老母鸡 1 只,食盐少许。

【制作方法】　将桑枝洗净,切成小段;老母鸡宰杀,去毛杂及内脏,洗净,切块。之后把桑枝段、鸡肉块一同放入砂锅中,加入适量清水,小火炖至鸡肉熟烂汤浓,加食盐调味即可。

【用　法】　饮汤食肉。

【功效主治】　祛风湿,通经络,补气血。适用于风寒湿痹型颈椎病。

桑葚甲鱼汤

【原料组成】　桑葚(纱布包煎)50 克,甲鱼 200 克(或 1 只),适量植物油、食盐及配料,清水 1 000 毫升。

【制作方法】　慢火炖至 200 毫升(可供一人食用)。

【用　法】　饮汤食鱼。

【功效主治】　补肝益肾,滋阴养颜。适用于骨质增生,骨质疏松,韧带钙化,颈肌无菌性炎症。

蛇肉汤

【原料组成】　乌蛇肉、胡椒、生姜片、食盐各适量。

【制作方法】　将乌蛇肉洗净,切成小块,与胡椒、生姜片、食盐一同放入锅中,加入清水适量,大火煮沸后,改用小火慢炖,至肉熟烂汤成即可。

【用　法】　饮汤食肉。

【功效主治】　补虚,祛风散寒。适用于风寒湿痹型颈椎病。

双筋黄豆汤

【原料组成】　鹿脚筋80克,猪脚筋80克,黄豆100克,猪瘦肉300克。

【制作方法】　先将鹿脚筋、猪脚筋浸温水中泡软(时间可隔一夜),黄豆浸泡约1小时后,加水适量与瘦肉、鹿脚筋、猪脚筋一起同煲3小时,待脚筋炖熟即可调味食用。

【用　法】　饮汤食肉。

【功效主治】　强筋壮骨,祛风湿,阻骨质增生,补脾暖胃。适用于关节痛、手足无力、麻痹等症。

天麻猪脑汤

【原料组成】　天麻10克,猪脑1个,食盐适量。

【制作方法】　原料洗净,天麻切碎,与猪脑一并放入炖盅内,加适量水、食盐,隔水炖熟。

【用　法】　每日吃1次,连服3～4次。

【功效主治】　平肝养脑。适用于颈椎病所致头痛眩晕、肢体麻木不仁者。

乌蛇汤

【原料组成】　乌蛇1条,葱、姜、黄酒、食盐、清水各适量。

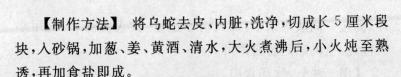

【制作方法】 将乌蛇去皮、内脏,洗净,切成长5厘米段块,入砂锅,加葱、姜、黄酒、清水,大火煮沸后,小火炖至熟透,再加食盐即成。

【用　法】 佐餐,分次服食。

【功效主治】 祛风通络。适用于颈椎病肢体疼痛麻木者。

五子羊肉壮骨汤

【原料组成】 羊肉250克,枸杞子、桑葚、金樱子、菟丝子、莲子、大枣各10克,当归20克,砂仁10克,甘蔗100克,米酒及其他配料各适量。

【制作方法】 以上原料洗干净,菟丝子用纱布包,羊肉切成片,当归、砂仁、米酒、花生油、白糖等各适量,炒炙羊肉后放锅内加水适量及枸杞子、桑葚、金樱子、菟丝子、莲子、大枣同煎,用大火煮沸后,小火煮30～40分钟,将菟丝子纱布包取出,加其他配料即成。

【用　法】 佐餐食用。

【功效主治】 补肝肾、益气血。适用于肝肾亏虚型颈椎病引起的肌肉痿软,腰膝酸软,筋脉痉挛等症。

蠲痹汤

【原料组成】 羌活、赤芍、姜黄各6克,当归、防风、生姜、桂枝各9克,黄芪20克,甘草3克,大枣5枚。

【制作方法】 将药放入砂锅,先用1 000毫升水浸泡30分钟,然后水煎30分钟,煎至250毫升,将药液倒入杯内,再往砂锅加水500毫升,水煎30分钟,煎至250毫升后,药液仍倒入上述杯内。

【用　法】　1 剂药煎 2 次,2 次药液混在一起,分 2 次服,早晚各 1 次。

【功效主治】　调营卫,益气血,祛风湿。适用于营卫两虚、风湿痹阻、筋脉失养所引起的颈痛。

细辛川乌鸡丁羹

【原料组成】　炙细辛 1 克,制川乌 3 克,鸡肉 100 克,珍珠米 50 克,姜末、葱末、料酒、食盐、味精各适量。

【制作方法】　细辛、川乌洗净;鸡肉洗净,切成米粒大小的丁;珍珠米磨粉。将川乌、细辛入锅,加清水适量煎煮 1 小时,去渣留汁入鸡丁,煮沸后加姜末、葱末、料酒、食盐、味精,再煮沸后撒入珍珠米粉,勾芡即成。

【用　法】　佐餐食用。

【功效主治】　散寒止痛,祛风化湿,养血健脾。适用于太阳经督脉型、痹证型颈椎病。

腰花杜仲汤

【原料组成】　猪腰子 250 克,杜仲、五加皮、生地黄各 12 克。

【制作方法】　每个猪腰都要对半切开,去掉白色的筋膜(因其味难闻),用食盐涂抹后水洗干净,与药材一起加水 4~5 碗,煲一个半小时后调味即成。

【用　法】　饮汤,食猪腰。

【功效主治】　祛风湿,强筋骨,补肝肾阴虚,又可利水

肿。适用于各型颈椎病的治疗。常服有保健功效。

羊骨虾皮汤

【原料组成】 羊胫骨 500 克,虾皮 20 克,食盐、黄酒、葱段、生姜、醋各适量。

【制作方法】 将羊胫骨洗净,敲碎,与虾皮一同放入砂锅中,加入水、黄酒、葱段、生姜、醋,用大火煮沸后转用小火炖煮 2 小时左右,加食盐调味即成。

【用 法】 佐餐当菜,随量食用。

【功效主治】 补肾健脾,强筋壮骨。适用于痹证型兼有肾阳虚衰的颈椎病。

羊肉五子汤

【原料组成】 羊肉 250 克,枸杞子、桑葚、女贞子、菟丝子、莲子各 10 克,食盐、味精、黄酒各适量。

【制作方法】 将以上原料洗净,女贞子、菟丝子用纱布包,羊肉切片,入锅煸炒后放入砂锅内,枸杞子、桑葚、莲子与女贞子、菟丝子药袋同入锅内,加水适量,先用大火煮沸,再用小火煮 40 分钟,将菟丝子、女贞子纱布包取出,加其他配料即可。

【用 法】 佐餐食用。

【功效主治】 补益肝肾。适用于肝肾亏虚型颈椎病引起的筋肉痿软,腰膝酸软,筋脉拘挛的患者。

猪脊骨葛根汤

【原料组成】 葛根 30 克,猪脊骨 500 克。

【制作方法】 葛根去皮后切片,猪脊骨切段,共放锅内加清水适量煲汤。

【用　法】 饮汤食肉,常用有效。

【功效主治】 益气养阴,舒筋活络。适用于神经根型颈椎病,症状为颈项疼痛,活动不利,伴头痛、眩晕、耳鸣,视物模糊,腰腿疼痛等,舌质淡红少苔,脉细。

猪尾骨杜仲汤

【原料组成】 猪脊尾骨 250 克,川杜仲 10 克,枸杞子10 克,牛膝 10 克,淮山药 30 克,植物油、食盐、味精各适量。

【制作方法】 将猪骨剁碎,与上药分别洗净放锅内,加水适量,大火煮沸,改用小火煨煮 60 分钟,加植物油、食盐,汤稠后调入味精即成。

【用　法】 佐餐,当汤饮用。

【功效主治】 补益肝肾。适用于肝肾不足型颈椎病。

(六)药茶

草藤茶

【原料组成】 伸筋草 20 克,鸡血藤 15 克。

【制作方法】 将伸筋草、鸡血藤分别研为粗末,混匀后放入保温杯中,冲入适量沸水,加盖闷 20 分钟即成。

【用　法】 代茶饮用,每日 1 剂。

【功效主治】 舒筋活血通络。适用于颈椎病以颈项肩背部酸麻沉痛为主要表现者。

川芎寄生茶

【原料组成】 川芎5克,桑寄生10克,桂枝5克,红茶3克。

【制作方法】 将前3味药洗净,切碎片,与红茶一同入锅内,煎煮30分钟,去渣取汁。

【用 法】 代茶频饮,当日饮完。

【功效主治】 温阳散寒,活血化瘀。适用于太阳经督脉型、痹证型、气滞血瘀型颈椎病。

独活止痛茶

【原料组成】 独活20克。

【制作方法】 将上药以水煎煮。

【用 法】 代茶饮用。

【功效主治】 祛风散寒利湿。适用于神经根型颈椎病。

杜仲茶

【原料组成】 杜仲10克,绿茶叶3克。

【制作方法】 将杜仲研成粗末,与绿茶叶一同放入保温杯中,冲入适量沸水,加盖闷15~20分钟即成。

【用 法】 代茶饮用,每日1剂。

【功效主治】 补肝肾,强筋骨。适用于肝肾不足型、肾虚筋萎型颈椎病。

当归乌药茶

【原料组成】 当归15克,乌药、苍术各10克,薏苡仁

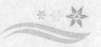

20克,麻黄、桂枝各3克,生姜、甘草各6克。

【制作方法】 将上述药物一同放入砂锅中,水煎2次,共取汁液约500毫升。

【用 法】 代茶饮用,每日1剂。

【功效主治】 疏风散寒,燥湿通络。适用于风寒湿痹型、太阳督脉型颈椎病。

虎杖艽独茶

【原料组成】 虎杖20克,独活10克,秦艽9克。

【制作方法】 上述药物研为粗末,置保温瓶中,用沸水适量冲泡,盖闷20分钟。

【用 法】 代茶饮用,每日1剂。

【功效主治】 清热利湿,活血通经。对有湿热之象的颈椎病痛,可收捷效。

海米止痛茶

【原料组成】 海米10克,绿茶3克。

【制作方法】 将2味放入杯中,沸水冲泡15分钟。

【用 法】 代茶饮用。海米、茶经反复饮用,淡而无味后,可将海米、茶叶吃掉。

【功效主治】 温肾壮阳。适用于肾阳虚型颈椎病等。

莶草甘草茶

【原料组成】 豨莶草10克,炙甘草3克。

【制作方法】 将豨莶草、炙甘草分别洗净,一同放入砂锅中,加入适量清水,煎取汁液约500毫升。

【用　法】　代茶饮用，每日1剂。

【功效主治】　祛风除湿，强筋壮骨。适用于各型颈椎病。

姜黄归芍茶

【原料组成】　姜黄、羌活各6克，当归10克，赤芍、白术各12克，甘草3克。

【制作方法】　将上药一同放入砂锅中，水煎2次，共取汁液约500毫升。

【用　法】　代茶饮用，每日1剂。

【功效主治】　祛湿散寒，舒筋止痛。适用于各型颈椎病。

颈痛杜仲茶

【原料组成】　杜仲叶15克，绿茶3克。

【制作方法】　将杜仲叶切细，与茶叶一同入茶杯内用沸水冲泡，闷10分钟。

【用　法】　药汁饮尽后，再以沸水冲泡，代茶饮用。

【功效主治】　补肝肾，强筋骨，兴阳事。适用于治疗脾肾阳虚引起的腰膝酸痛，阳痿早泄，尿频尿急等症。长期饮用具有抗衰防老，延年益寿之功效。

菊楂决明茶

【原料组成】　菊花10克，生山楂（打碎）15克，决明子20克，冰糖适量。

【制作方法】　3药同煮，去渣取汁，调入冰糖。

【用　法】　代茶饮。

【功效主治】　清肝疏风，活血化瘀。适用于椎动脉型颈椎病,尤其为气滞血瘀型兼有头晕目眩的老年颈椎病。

苦丁枸杞茶

【原料组成】 枸杞叶 500 克,苦丁茶 500 克。

【制作方法】 将枸杞叶与茶叶共研粗末,用滤泡袋分装,每袋 4 克。

【用　法】 每日 2 次,每次 1 袋,以沸水冲泡,闷 10 分钟,代茶频饮。

【功效主治】 祛风活血,舒筋止痛,养阴清热,生津止渴。适用于风湿痹痛、跌打损伤、颈部不适等。

木瓜红花寄生茶

【原料组成】 木瓜 24 克,红花 12 克,桑寄生 30 克。

【制作方法】 将木瓜、红花、桑寄生一同放入保温杯中,冲入适量沸水,加盖闷 20 分钟即可。

【用　法】 代茶饮用,每日 1 剂,连用 15～30 日。

【功效主治】 活血通络,祛瘀止痛。适用于各型颈椎病。

木瓜五加茶

【原料组成】 木瓜 15～20 克,南五加皮 12 克,炙甘草 6 克。

【制作方法】 上药加水 500 毫升,煎煮 15 分钟后便可饮服。

【用　法】 药汁饮尽后,再以沸水冲泡,代茶饮用。每日 1 剂。

【功效主治】 舒筋活络,和胃化湿。适用于因湿邪引起

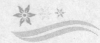

的骨节疼痛、四肢拘挛、颈部不适等症。

牛骨髓油茶

【原料组成】 面粉 1 000 克,牛骨髓 300 克,牛肉干 150
克,生姜末 20 克,丁香、大茴香、花椒各 4 克,味精 3 克,食盐
25 克,芝麻、核桃仁、芝麻酱各 100 克。

【制作方法】 将面粉放入锅内,用微火炒至呈微黄色时
倒在案板上放凉;芝麻炒黄;核桃仁、牛肉干切碎;花椒、大茴
香、丁香用锅焙焦,碾成碎末后备用。将牛骨髓放入锅内烧
热,兑入炒好的面粉、芝麻、核桃仁、牛肉干、生姜末、丁香、大
茴香、花椒面、食盐、味精,炒匀即成茶粉。

【用　法】 每次取茶粉适量,用清水调成糊,待锅内水
煮开,将糊边搅边倒入锅里,用小火煮成浓汁,装瓶备用。食
用时撒上芝麻酱即成。佐餐当菜或当点心,随量食用。

【功效主治】 补肾填精,强壮筋骨,润肠通便。适用于
肝肾不足型颈椎病。

秦艽丹参茶

【原料组成】 秦艽 9 克,丹参 12 克。

【制作方法】 将秦艽、丹参分别研为粗末,混匀后放入
保温杯中,冲入适量沸水,加盖闷 15～25 分钟即成。

【用　法】 代茶饮用,每日 1 剂。

【功效主治】 养血活血,祛风通络。适用于风邪入络
型、血虚络阻型颈椎病。

七、颈椎病饮食疗法

羌活茶

【原料组成】 羌活 20 克。

【制作方法】 将羌活水煎取汁。

【用　法】 代茶饮用,每日 1 剂。

【功效主治】 祛风,散寒,除湿。适用于太阳督脉型、风寒湿痹型颈椎病。

桑枝冰糖茶

【原料组成】 桑枝、冰糖各适量。

【制作方法】 将桑枝洗净,切碎,放入砂锅中,加入适量清水,大火煮沸后,改用小火再煮 25 分钟,去渣取汁,加入冰糖调服。

【用　法】 代茶饮用,每日 1 剂。

【功效主治】 祛风除湿,通利关节。适用于各型颈椎病。

苍术苡仁茶

【原料组成】 苍术 15 克,薏苡仁、当归各 50 克,木瓜 25 克。

【制作方法】 将上药一同放入砂锅中,水煎 2 次,共取汁液约 500 毫升。

【用　法】 代茶饮用,每日 1 剂。

【功效主治】 舒筋活络,燥湿止痛。适用于各型颈椎病,对风寒湿痹型患者效果尤佳。

三藤红糖蒸

【原料组成】 丝瓜藤、鸡血藤、首乌藤各 15 克,红糖适量。

【制作方法】 将丝瓜藤、鸡血藤、首乌藤分别洗净,研为粗末,一同放入砂锅中,加入适量清水,大火煮沸后,改用小火再煮 20 分钟,去渣取汁,加入红糖调服。

【用 法】 代茶饮用,每日 1 剂。

【功效主治】 养血活血,祛风通络。适用于各型颈椎病。

桑叶木瓜茶

【原料组成】 桑叶 8 片,木瓜干 2 片,去核大枣 3 枚。

【制作方法】 桑叶和木瓜干捣为细末,与大枣一起煮10 分钟。

【用 法】 每天 1 剂,代茶饮。

【功效主治】 舒筋活络。适用于肌肉痉挛、风湿疼痛、四肢麻木、水肿等症。

山楂枸杞饮

【原料组成】 山楂 30 克,枸杞子 20 克。

【制作方法】 将山楂洗净,切成薄片,与洗净的枸杞子一同放入保温杯中,冲入适量沸水,加盖闷 20 分钟即成。

【用 法】 代茶饮用,每日 1 剂。

【功效主治】 滋补肝肾,活血通络。适用于肝肾阴虚型、肾虚筋萎型颈椎病。

七、颈椎病饮食疗法

山楂桃仁茶

【原料组成】 山楂 50 克,核桃仁 150 克,白糖 100 克。

【制作方法】 将核桃仁淘洗干净,放入打浆机中,加入适量清水,打成核桃浆备用。山楂用水洗净,水煎,去渣取汁,再把山楂汁倒入锅中,加入白糖,边加热边搅拌,待白糖溶化后再倒入核桃浆,搅拌、加热至微沸即成。

【用　法】 代茶饮用。

【功效主治】 补肝肾,生津液,润肺肠,通血脉。适用于肝肾不足型、心肝火旺型、肾虚筋萎型颈椎病。

食醋泡枸杞

【原料组成】 枸杞子 100 克,食醋 500 毫升。

【制作方法】 将枸杞子淘洗干净,放入盛有食醋的玻璃瓶中,密闭浸泡 7 日即可。

【用　法】 每次 10～20 毫升,每日 3 次,饭后服用。

【功效主治】 滋阴补肾,补血养肝,活血化瘀。适用于肝肾不足型、血虚络阻型颈椎病。

桃仁红花茶

【原料组成】 桃仁 10 克,红花 6 克,川芎 10 克,白蜜适量。

【制作方法】 将桃仁、红花、川芎同入锅中,加水适量,用小火煎煮 40 分钟,取汁,待温后加入白蜜调服。

【用　法】 早晚 2 次分饮。

【功效主治】 活血通络,行气通络。适用于气滞血瘀型颈椎病。

桃仁决明蜜茶

【原料组成】 桃仁(打碎)10 克,决明子 12 克,白蜜适量。

【制作方法】 将桃仁、决明子同煎取汁,兑入白蜜调服。

【用　法】 代茶饮用。

【功效主治】 活血通络,清肝熄风。适用于脊髓型颈椎病。

羊乳饮

【原料组成】 羊奶 250 毫升,竹沥 15 毫升,蜂蜜 20 毫升,韭菜汁 10 毫升。

【制作方法】 将羊奶煮沸后,加竹沥、蜂蜜、韭菜汁,再煮沸即可。

【用　法】 代茶饮用。

【功效主治】 理气豁痰,化痰通络。适用于气滞血瘀型、痰瘀阻络型颈椎病。

桃仁红花川芎蜜饮

【原料组成】 桃仁 10 克,红花 6 克,川芎 10 克,白蜜适量。

【制作方法】 将桃仁、红花、川芎同入锅中,加水适量,用小火煎煮 40 分钟,取汁,待温后加入白蜜调服。

【用　法】 早晚 2 次分饮。

【功效主治】 活血通络,行气通络。适用于气滞血瘀型颈椎病。

（七）药酒

白花蛇酒

【原料组成】 白花蛇1条,羌活、独活、威灵仙、鸡血藤各20克,当归、川芎、白芍、桂枝各10克,白酒2500毫升。

【制作方法】 将上述药材置于容器中,加入白酒,密封浸泡3～5日,即可饮用。

【用　法】 每次服用30～60毫升,每日2～3次。

【功效主治】 祛风化湿、活血化瘀。适用于各型颈椎病。

草乌细辛酒

【原料组成】 生草乌10克,细辛3克,洋金花6克,冰片16克。

【制作方法】 先将前3味药研末,用50％酒精300毫升浸泡;冰片另用50％酒精200毫升浸泡,每日搅拌1次,约1周全部溶化,滤去渣,将两药液混匀,用有色玻璃瓶贮藏。

【用　法】 此酒为外用药酒。每次用棉球蘸药液少许涂痛处或放射痛处片刻,痛止取下,每日2～3次。

【功效主治】 祛风,散寒,除湿。适用于颈椎病手臂麻木、疼痛。

川乌草乌酒

【原料组成】 制川乌20克,制草乌20克,薄荷50克,

炮干姜 50 克,当归 50 克,淡竹叶 50 克,陈皮 50 克,甘草 50 克。

【制作方法】 此酒为市售成药。

【用　法】 早晚各服用 1 次,每次 10～15 毫升。

【功效主治】 祛风散寒,舒筋活络。适用于颈椎病肢体麻木、筋骨疼痛及风寒湿痹等症。

独活寄生酒

【原料组成】 独活、秦艽、白芍各 30 克,桑寄生、防风、川芎各 20 克,细辛 12 克,当归、杜仲各 50 克,生地黄 150 克,牛膝 15 克,低度白酒 1 500 毫升。

【制作方法】 将上述药物分别研成粗末,混匀后一同放入盛有低度白酒的玻璃瓶中,密闭浸泡 14 日,滤去药渣,取上清液即可。

【用　法】 每次 10～30 毫升,每日 3 次,分早、中、晚饮用。

【功效主治】 益肝肾,补气血,祛风湿,止痹痛。适用于各型颈椎病,以颈项肩背酸沉疼痛麻木为主要表现者。

丹参红花蛇酒

【原料组成】 红花 30 克,丹参 200 克,蕲蛇 50 克,60 度白酒 2 500 毫升。

【制作方法】 将红花、丹参隔水蒸 30 分钟;蕲蛇剪碎,与红花、丹参一起入坛,加入白酒,密封置 2 周,启封即可饮用。

七、颈椎病饮食疗法

【用　法】　每次 20 毫升,每日 2 次。

【功效主治】　行气活血,祛风通络。适用于痰瘀交阻型、气滞血瘀型颈椎病。

复方红花酒

【原料组成】　红花 20 克,当归尾、赤芍、川芎各 15 克,肉桂 2 克。

【制作方法】　将以上各品研成粗粉,浸泡于 1 000 毫升低度白酒中,每日振摇 1 次,10 天后开始饮用。

【用　法】　早晚各饮 1 盅(约 20 毫升)。

【功效主治】　活血化瘀,温通经络。适用于气滞血瘀型颈椎病。

丁公藤风湿酒

【原料组成】　丁公藤 1 000 克,桂枝 30 克,麻黄 35 克,羌活、当归、川芎、白芷、补骨脂、乳香、猪牙皂、苍术、厚朴、香附、木香、白术、山药、菟丝子、小茴香、杏仁、泽泻、五灵脂、陈皮各 15 克,枳壳 20 克,黄精 8 克,蚕沙 6 克,白酒 4 500 毫升。

【制作方法】　丁公藤蒸 2 小时后,与其余药同置容器内,入酒,密封浸泡,期间加温 2～5 次,保持浸液 35℃,浸 40 日,去渣留液。

【用　法】　口服每次 10～15 毫升,每日 2～3 次。也可外用涂擦患处。

【功效主治】　祛风除湿,消瘀止痛。适用于风湿痹痛,

筋骨、肌肉、关节疼痛，疼痛游走不定，颈椎病，肢体重着、麻木，屈伸不利，跌仆损伤。

复方忍冬藤酒

【原料组成】 忍冬藤 200 克，鸡血藤、路路通各 70 克，川牛膝、白术各 90 克，延胡索、木瓜、当归、红花各 50 克，丹参、黄芪各 80 克，桃仁 35 克，枳壳 25 克，白酒 10 升。

【制作方法】 将上述药物分别研为粗末，混匀后浸入粮食酿制的白酒中，密闭浸泡 30 日，滤出上清液，再将药渣压榨后取液，与上清液混合，加适量甜叶菊苷调味，静置 7 日，过滤取液即可。

【用　法】 每次 5~10 毫升，每日晚餐时饮用，10 日为 1 个疗程。

【功效主治】 祛风除湿，舒筋通络。适用于各型颈椎病。

风伤酒

【原料组成】 龟甲 5 克，蛤蚧（去头足）10 克，蕲蛇（去头）30 克，白酒 600 毫升。

【制作方法】 将上述药材投入到白酒中，密封浸泡 7 日，过滤去渣，贮瓶后即可饮用。

【用　法】 每次口服 10~20 毫升，日服 3 次。15 日为 1 个疗程。间隔 7~10 日，继服第二个疗程。

【功效主治】 益肾、祛风、通络。适用于神经根型颈椎病。

龟甲酒

【原料组成】 龟甲、黄芪各 30 克,肉桂 10 克,当归 40 克,生地黄、茯神、熟地黄、党参、白术、麦冬、五味子、山茱萸、枸杞子、川芎、防风各 15 克,羌活 12 克,45～60 度白酒适量。

【制作方法】 将上述药材共研为粗末,放入布袋中,扎紧袋口,置于容器中,加入白酒,以浸过药袋 5 厘米为宜,封闭半月,即可饮用。服完可以再添酒浸泡。

【用 法】 每次口服 20 毫升,每日早晚各 1 次,1 个月为 1 个疗程。

【功效主治】 益气健脾,补肾活血。适用于各型颈椎病。

龟甲蕲蛇酒

【原料组成】 龟甲 5 克,蛤蚧 10 克,蕲蛇 30 克,白酒 600 毫升。

【制作方法】 上药入白酒中浸泡 2 周,去渣过滤,贮瓶备用。

【用 法】 每次 15～20 克,每日 2 次。

【功效主治】 祛风通络,滋补肝肾。适用于痹证型、肝肾不足型颈椎病。

骨刺酒

【原料组成】 羌活、独活、牛膝各 50 克,制川乌、制草乌、酒炒大黄各 10 克,白芷、鸡血藤、苏木各 20 克,当归、生黄芪各 30 克,萆薢 60 克,低度白酒 2 000 毫升。

【制作方法】 将上述药物分别研成粗末,混匀后一同放入盛有低度白酒的玻璃瓶中,密闭浸泡 3 个月,滤去药渣,取上清液即可。

【用　法】 每次 20～30 毫升,每日 2 次,分早晚饮用。

【功效主治】 祛风散寒,活血止痛。适用于太阳督脉型、风寒湿痹型颈椎病。

蛤蚧蕲蛇酒

【原料组成】 蛤蚧 1 对,蕲蛇 30 克,低度白酒 1 000 毫升。

【制作方法】 将蛤蚧去鳞片,切成小块,研为粗末。蕲蛇宰杀后去内脏,撑开腹部,烘干,与蛤蚧粉同入白酒瓶中,密封瓶口,每日振摇 1 次,2 周后开始饮用。

【用　法】 每日 2 次,每次 1 小盅(约 15 毫升)。

【功效主治】 补肾益精,祛风利温,通络止痛。适用于肝肾不足兼夹风湿型颈椎病。

活血强筋酒

【原料组成】 牛膝 50 克,鸡血藤 100 克,低度白酒 700 毫升。

【制作方法】 将牛膝、鸡血藤分别研为粗末,一同放入盛有低度白酒的玻璃瓶中,密闭浸泡 7 日,滤去药渣,取上清液即可。

【用　法】 每次 15～20 毫升,每日 2 次,分早晚饮用。

【功效主治】 活血化瘀，通络止痛。适用于气滞血瘀型、风寒湿痹型颈椎病。

活血祛风酒

【原料组成】 黄芪 120 克，当归 30 克，白僵蚕 20 克，川芎、红花、地龙、全蝎各 15 克，蜈蚣 3 条，白酒 2 500 毫升。

【制作方法】 将上药分别研为粗末，混匀后装入盛有白酒的玻璃瓶中，密闭浸泡 2 周，滤去药渣，取上清液即可。

【用　法】 每次 10～30 毫升，每日 3 次，分早、中、晚饮用。

【功效主治】 益气活血，祛风通络。适用于气血两虚型、气滞血瘀型颈椎病。

活独活酒

【原料组成】 羌活、独活各 50 克，白附子 10 克，白酒 1 000 毫升。

【制作方法】 将独活、白附子分别研为粗末，混匀后与白酒一同放入器皿中，煎煮数沸，滤去药渣，取上清液即可。

【用　法】 每次 10 毫升，每日 2 次，分早晚饮用。

【功效主治】 祛风散寒，化痰通络。适用于风寒湿痹型、太阳督脉型颈椎病。

红花当归酒

【原料组成】 红花 15 克，当归尾 12 克，赤芍 15 克，川芎 15 克，肉桂 10 克，低度白酒 1 000 毫升。

【制作方法】 将以上 5 味药同研为粗粉，浸泡于白酒中,密封瓶口,每日振摇1次,7日后开始饮用。

【用　法】　每次饮15～20毫升,每日2次。

【功效主治】　活血化瘀,温通经络。适用于气滞血瘀型、太阳经督脉型颈椎病。

黑豆丹参酒

【原料组成】　黑豆25克,丹参150克,黄酒2000毫升。

【制作方法】　将黑豆、丹参分别研为粗末,与黄酒一同放入可加热的器皿内,用小火煨至酒减半时,滤去药渣,取酒即可。

【用　法】　每次10～30毫升,每日3次,分早、中、晚饮用。

【功效主治】　补肾活血,化痰通络。适用于各型颈椎病。

颈肩腰腿痛药酒

【原料组成】　丹参、防风、白术、当归、川芎、生地黄、威灵仙、马鞭草、独活、爬山虎、川牛膝各15克,黄芪、金荞麦根、制何首乌各30克,红花、赤芍各12克,制川乌、制草乌、三七各10克,杜仲、过江龙各25克,枸杞子20克,路路通10克,白酒2500毫升。

【制作方法】　将上述中药分别切碎,一同放入白酒中,夏季密闭浸泡7日,冬季密闭浸泡15日,滤去药渣,取上清液即可。

【用　法】　每次5～10毫升,每日2次,分早晚饮用,10日为1个疗程。

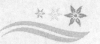

【功效主治】 祛风除湿通络。适用于各型颈椎病,对中医辨证属风寒湿痹型者效果尤佳。

颈椎病药酒

【原料组成】 续断 25 克,骨碎补、鸡血藤、威灵仙各 20克,川牛膝、鹿角霜、泽兰叶各 15 克,当归、葛根各 10 克,白酒 1 000 毫升。

【制作方法】 将上述药材共研为粗末,装入布袋,扎紧袋口,用白酒浸泡 14 日后取出药袋,压榨取液,将榨取液与药酒混合,静置,过滤后即得,装瓶备用。

【用 法】 每次服 20 毫升,每日 2 次。

【功效主治】 补肝肾,强筋骨,舒筋活血。适用于各型颈椎病的治疗。

鸡蛇酒

【原料组成】 鸡血藤、桂枝、杜仲各 30 克,乌梢蛇 20克,红花 10 克,白酒 2 500 毫升。

【制作方法】 将鸡血藤、桂枝、杜仲、乌梢蛇、红花分别研为粗末,混匀后浸入装有白酒的坛子中,5 月初封坛埋入庭院 50 厘米深的土中,9 月中旬起坛开封,滤去药渣,取上清液。

【用 法】 依据患者的酒量,每次 20～50 毫升,每日中午和晚餐时饮用,7 日为 1 个疗程,一般饮用 2～3 个疗程。

【功效主治】 祛风散寒,行气活血。适用于各型颈椎病。

颈椎病防治

秦艽木瓜酒

【原料组成】 木瓜 20 克,秦艽、川乌、郁金、羌活、川芎各 10 克,全蝎 3 克,红花 8 克,透骨草、鸡血藤各 30 克,60 度白酒 1 000 毫升。舌苔黄、脉数者,郁金可用至 20 克,同时选加徐长卿 20 克,六月雪 15 克,忍冬藤 20 克。

【制作方法】 将上述药物分别切碎,一同浸入粮食酿制的 60 度白酒中,密闭浸泡 15 日,滤去药渣,取上清液即可。

【用　法】 每次 15～30 毫升,每日晚上饮用,连续饮用10 日为 1 个疗程。

【功效主治】 祛风除湿,活血通络。适用于各型颈椎病。

羌活桂归酒

【原料组成】 羌活、桂枝、秦艽、防风、续断、附子各 3克,当归、狗脊各 5 克,杜仲、晚蚕沙各 6 克,川芎、桑枝各 10克,低度白酒 500 毫升。

【制作方法】 将上述药物分别研成粗末,混匀后一同放入盛有低度白酒的玻璃瓶中,密闭浸泡 14 日,滤去药渣,取上清液即可。

【用　法】 每次 10 毫升,每日 2～3 次,早晚或早、中、晚饮用。

【功效主治】 祛风散寒,活血通痹,补益肝肾。适用于太阳督脉型、风寒湿痹型颈椎病。

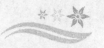

羌活独活酒

【原料组成】 羌活、独活、牛膝各 30 克，制川乌、制草乌、酒炒大黄各 10 克，白芷、红藤、苏木各 20 克，当归、生黄芪各 30 克，萆薢 60 克，低度白酒 2 000 毫升。

【制作方法】 将上述 12 味药以冷开水浸泡半小时后，滤水晾干，加白酒贮瓶密封，浸泡 3 个月即成。

【用　法】 每日 2 次，每次饮 15～20 毫升。

【功效主治】 祛风散寒，活血止痛。适用于痹证型颈椎病。

羌活防风酒

【原料组成】 羌活、防风各 30 克，当归 5 克，赤芍、姜黄、黄芪各 20 克，炙甘草 10 克，白酒 1 000 毫升。

【制作方法】 将上述药材共研为粗末，装入布袋，扎紧袋口，置于白酒中浸泡 14 日后取出药袋，压榨取液，将榨取液与药酒混合，静置过滤，即可饮用。

【用　法】 每次饮 20 毫升，每日 2～3 次。

【功效主治】 祛风除湿，益气活血。适用于各型颈椎病的治疗，也用于颈项、肩臂疼痛，肢麻不适或头昏眩晕等病的治疗。

杞子灵仙酒

【原料组成】 枸杞子 100 克，威灵仙 50 克，低度白酒 700 毫升。

【制作方法】 将威灵仙研成粗末，枸杞子淘洗干净，一

同放入盛有低度白酒的玻璃瓶中,密闭浸泡7日,滤去药渣,取上清液即可。

【用　法】　每次15~20毫升,每日2次,分早晚饮用。

【功效主治】　补肾强筋,祛风除湿,通经止痛。适用于风寒湿痹型、太阳督脉型颈椎病。

茄皮鹿角酒

【原料组成】　茄皮120克,鹿角霜60克,烧酒500毫升。

【制作方法】　将上述药材加入烧酒中浸泡10日,过滤去渣后,加入红砂糖适量,待溶化后,即可使用。

【用　法】　适量服用,每日2~3次。

【功效主治】　补肝肾,祛风寒。适用于肝肾亏虚型颈椎病。

两乌愈风酒

【原料组成】　生川乌、生草乌各9克,秦艽、木瓜、熟地黄、鸡血藤、当归、菝葜各30克,骨碎补、蜈蚣、延胡索、全蝎、五加皮、桑枝各20克,羌活、独活各18克,防己25克,细辛6克,丹参40克,木香、白芷、桂枝、丝瓜络各10克,大枣60克,黄酒2 500毫升。

【制作方法】　将上述药物先用凉开水拌湿,然后把药物及黄酒一同装入盛器中,在锅中蒸至液体大约有600毫升时,滤去药渣,取上清液即可。

【用　法】　每次10毫升,每日3次,分早、中、晚饮用,

10 日为 1 个疗程。

【功效主治】 温经养血活血,祛风除湿蠲痹。适用于各型颈椎病。

木瓜酒

【原料组成】 木瓜、玉竹、五加皮、羌活、独活、当归、陈皮、秦艽、川芎、红花、千年健、川牛膝、桑寄生。

【制作方法】 以上 13 味粉碎成粗粉,另用白酒溶解蔗糖,照流浸膏剂与浸膏剂项下的渗漉法用蔗糖酒作溶剂,浸渍 40 小时后,以每分钟 1~3 毫升的速度缓缓渗漉,收集滤液,静置,滤过即得。

【用 法】 每次 20~30 毫升,每日 2 次,口服。

【功效主治】 祛风活血。用于风湿痹痛,筋脉拘挛,四肢麻木,关节不利。适用于颈椎病的治疗,尤其适宜于风寒湿痹型、痰瘀交阻型、太阳督脉型及气滞血瘀型患者。

牛膝秦艽酒

【原料组成】 牛膝 15 克,秦艽 15 克,天冬 15 克,薏苡仁 5 克,独活 10 克,细辛 10 克,制附子 10 克,巴戟天 10 克,五加皮 15 克,肉桂 10 克,杜仲 15 克,石楠叶 10 克,白酒 1 000 毫升。

【制作方法】 将细辛炮炙后,上药共捣细,用酒浸于净瓶中,冬 10 日、春 7 日、秋 5 日、夏 3 日后开封,去渣备用。

【用 法】 早晚各 1 次,每次饮 10~15 毫升。

【功效主治】 散寒祛风,舒筋活血,温经止痛。适用于

颈椎病手臂麻木不仁、肌肉酸痛。

牛膝薏仁酒

【原料组成】 牛膝 30 克,薏苡仁 30 克,酸枣仁 30 克,赤芍 30 克,制附子 30 克,炮姜 30 克,石斛 30 克,柏子仁 30 克,炙甘草 20 克。

【制作方法】 上药共捣细和匀,用好酒 1 500 毫升封口浸泡,7 日后开封,取汁去渣,瓶装备用。

【用　法】 早晚各 1 次,每次饮 10～15 毫升。

【功效主治】 祛风,散寒,除湿。适用于颈椎病手臂麻木、疼痛。

三乌酒

【原料组成】 川乌、草乌、甘草各 10 克,乌梅、葛根、羌活各 15 克,白芍、红花各 20 克,白酒 1 500 毫升。

【制作方法】 上药除去杂质,粉碎,装入布袋内,浸泡于装有白酒的密闭容器内,5 日后滤出药酒,瓶装备用。

【用　法】 每次 25 毫升,每晚 1 次,口唇无麻木感者可喝至 50 毫升。20 日为 1 个疗程,休息 5 日可继续下 1 个疗程。

【功效主治】 祛风散寒,活血通络,缓急止痛。适用于各型颈椎病。

舒筋活络酒

【原料组成】 木瓜、桑寄生、玉竹、续断、川牛膝、当归、川芎、红花、独活、羌活、防风、白术、蚕沙、红曲、甘草。

【制作方法】 上 15 味药,除红曲外,其余 14 味粉碎成
粗粉,然后加入红曲;另取红糖,溶解于白酒中,照流浸膏剂
与浸膏剂项下的渗漉法,用红糖酒作溶剂,浸渍 48 小时后,
以每分钟 1～3 毫升的速度缓缓渗漉,收集滤液,静置,滤过
即得。

【用　法】 每次 20～30 毫升,每日 2～3 次,口服。

【功效主治】 祛风除湿,活血通络,养阴生津。适用于
风寒湿痹,筋骨疼痛,四肢麻木。适用于风寒湿痹型、太阳督
脉型颈椎病。

四虫雪莲酒

【原料组成】 白花蛇 1 条,全蝎、雪莲花各 15 克,地龙、
黑蚂蚁、威灵仙各 20 克,没药、当归各 10 克,制川乌、制草
乌、川牛膝、红参各 10 克,白酒 1 000 毫升。

【制作方法】 将以上诸药装入盛白酒的陶瓷罐或玻璃
瓶内浸泡,罐口密封,浸泡 7 日后启用。

【用　法】 每次饮 10～15 毫升,每日 3 次,2 周为 1 个
疗程。

【功效主治】 祛风通络,散寒止痛,补肝益肾。适用于
颈椎病、坐骨神经痛。

四蛇搜风酒

【原料组成】 乌梢蛇 1 条,白花蛇 1 条,蝮蛇 1 条,赤链
蛇 1 条,52 度白酒 2 000 毫升。

【制作方法】 将乌梢蛇、白花蛇、蝮蛇、赤练蛇宰杀后,

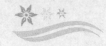

去除内脏,洗净,烘干或风干,切成小块,浸泡于白酒内,贮瓶密封1个月后即可。

【用　法】　每次饮15～20毫升,每日2次。

【功效主治】　祛风散寒,舒筋通络。适用于太阳经督脉型、痹证型颈椎病。

四龙搜风酒

【原料组成】　地龙15克,制全蝎12克,制蜈蚣10克,白僵蚕50克,白酒2 000毫升。

【制作方法】　将前4味药用冷开水浸泡半小时后,沥水晾干,放入白酒中,贮瓶密封,浸泡2周后即可。

【用　法】　每次饮15～20毫升,每日2次。

【功效主治】　搜风定痛。适用于痹证型颈椎病。

水蛭酒

【原料组成】　水蛭60克,黄酒500毫升。

【制作方法】　将水蛭洗净,切碎,浸入装有黄酒的玻璃瓶中,密闭浸泡1周后,取上清液即可。

【用　法】　每次6～7毫升,每日3次,分早、中、晚饮用,20日为1个疗程。

【功效主治】　祛风活血通络。适用于气滞血瘀型颈椎病。

双蛇搜风酒

【原料组成】　乌梢蛇1条,白花蛇1条,壁虎5条,白酒3 000毫升。

【制作方法】　将蛇宰杀,去内脏,洗净;壁虎用冷开水浸泡 30 分钟,与蛇一同晾干,放入白酒中浸泡 2～4 周,贮瓶密封后即可。

【用　法】　每次饮 15～20 毫升,每日 2 次。

【功效主治】　祛风除湿止痛。适用于痹证型颈椎病。

蛇蝎酒

【原料组成】　乌梢蛇、赤芍、苏木、防风、独活、威灵仙、透骨草各 15 克,川芎、红花、桃仁、牛膝、枸杞子、甘草、土鳖虫、全蝎各 10 克,当归、黄芪各 20 克,地龙、桂枝、炙乳香、炙没药各 12 克,白花蛇 10 条,蜈蚣 3 条,白酒 5 000 毫升,白糖 1 000 克。

【制作方法】　将上药一同放瓷坛中,以白酒 2 500 毫升浸泡 7 日后(在浸泡时每天用竹筷子搅拌数次,使药物混合均匀),滤出药酒,药渣再加入白酒 2 500 毫升,浸泡 7 日后,滤出药酒,两次药酒掺在一起,开始饮服。

【用　法】　每日早晚各服 1 次,每次 25 毫升。

【功效主治】　祛风湿,通经络,止痹痛。适用于神经根型颈椎病。

速效痛可灵搽剂

【原料组成】　白龙须、防己、一枝蒿、生川乌、生草乌各 100 克,75％酒精 400 毫升。

【制作方法】　上药去杂质,置入干净的玻璃瓶中,倒入酒精,密封浸泡,3 周后取汁即成。

【用　法】　用棉签蘸药液涂搽疼痛部位,每日 3～5 次。

【功效主治】 活血化瘀，通络止痛。适用于颈肩腰腿痛。

天麻酒

【原料组成】 天麻、骨碎补、松节、炙龟甲、当归、川芎、熟地黄各 15 克，龙骨、炙狗骨、乌蛇、白花蛇、羌活、独活、牛膝各 10 克，制附子 8 克，火麻仁、茄子根、晚蚕沙各 30 克，白酒 1 500 毫升。

【制作方法】 将上述药物分别粉碎，一同放入盛有白酒的玻璃瓶中，春、夏季密闭浸泡 4 日，秋、冬季密闭浸泡 7 日，滤去药渣，取上清液即可。

【用　法】 每次 10 毫升，每日 3 次，分早、中、晚饮用。

【功效主治】 搜风祛邪，活血止痛，强筋壮骨。适用于颈椎病以颈项肩背部酸麻沉痛为主要表现者。

乌梢蛇酒

【原料组成】 乌梢蛇 1 条，白酒 500 毫升。

【制作方法】 将蛇除去内脏，置净瓶中用白酒浸泡 3～4 日后，即成药酒；或用乌梢蛇 1 条，除去内脏，袋盛，酒曲适量置于缸底，糯米饭盖之，3～7 日酒熟，去渣将酒收贮瓶中。

【用　法】 每次服 15 毫升，每日 3 次。

【功效主治】 祛风湿，通经络，止痹痛。适用于神经根型颈椎病、颈椎病肢体麻木、筋骨疼痛及风寒湿痹等症。

五加皮鹿角酒

【原料组成】 五加皮 120 克，鹿角霜 60 克，白酒 500 毫升。

【制作方法】 将五加皮、鹿角霜加入白酒中浸泡 2 周即成。

【用　法】　每次饮 15 毫升,每日 2 次。

【功效主治】　滋补肝肾,祛除风寒。适用于肝肾不足型颈椎病。

威灵仙薏苡仁酒

【原料组成】　威灵仙 250 克,薏苡仁 300 克,酒曲 150克,低度白酒 1 000 毫升。

【制作方法】　将威灵仙碾成粗末。薏苡仁煮成粥状,冷却后掺入酒曲和威灵仙末,放入白酒缸中密封,置温暖处,7日后去除表面泡沫,再滤去药渣即成,或将威灵仙、薏苡仁稍煮后,浸入白酒中密封浸泡 7 日即成。

【用　法】　每次饮 15～20 毫升,每日 2 次。

【功效主治】　祛风除湿,通经止痛。适用于痹证型颈椎病。

银环搜风酒

【原料组成】　银环蛇 1 条,60 度白酒 500 毫升。

【制作方法】　将银环蛇放入装有白酒的大口玻璃瓶中,加盖封口,1 个月后启封。

【用　法】　每次饮 15～20 毫升,每日 2 次。

【功效主治】　搜风通络,散寒止痛。适用于神经根型颈椎病。

追风强肾酒

【原料组成】　五加皮、女贞子、白酒各适量。

【制作方法】　以上 2 味粉碎成粗粉,照流浸膏剂与浸膏剂项下的渗漉法,用白酒适量作溶剂,浸渍 10～15 日,缓缓

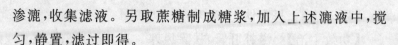

渗漉,收集滤液。另取蔗糖制成糖浆,加入上述漉液中,搅匀,静置,滤过即得。

【用　法】　每次饮 15～20 毫升,每日 2～3 次。

【功效主治】　补肝肾,强筋骨,祛湿活血。适用于肝肾不足型颈椎病、肩周炎、肝肾不足之风寒湿痹、腰痛。

追风药酒

【原料组成】　制川乌 50 克,制草乌 50 克,薄荷 50 克,炮干姜 50 克,当归 50 克,淡竹叶 50 克,陈皮 50 克,甘草 50 克。

【制作方法】　市售成药。

【用　法】　每次 15 毫升,每日 1～2 次,温服。

【功效主治】　驱风散寒,舒筋活络。适用于颈椎病肢体麻木、筋骨疼痛和风寒湿痹等患者。

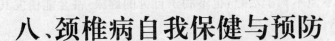

八、颈椎病自我保健与预防

（一）心理护理

　　颈椎病的病程比较长，椎间盘的退变、骨刺的生长、韧带钙化等与年龄增长、机体老化有关，病情经常反复，发作期症状可能比较重，影响日常生活和休息。颈椎病患者一方面要消除恐惧悲观心理，另一方面要防止得过且过的心态。应该在充分认识这个疾病的情况下，积极和医生配合，才能获得较好的疗效。如果不调整好心态，就会影响治疗的进行。

　　1. 避免急躁情绪　　由于颈椎病病程较长，且易反复，患者往往会产生焦虑、烦躁等不良情绪，影响康复。在实施心理护理过程中，护士应经常与患者沟通，了解患者心理，观察患者治疗过程中心理情绪的变化，调节心理情绪，保持心理健康。让患者了解颈椎病的有关知识，提高防病意识，增强治疗信心，掌握康复的方法，以促进早日康复。

　　颈椎病的发病是一个缓慢的过程，其症状的出现是逐渐形成的，对它的治疗不可能有立竿见影之效，而是需要一个相当长的时间，方可显出疗效，过分急躁，只会影响疗效，甚至可使症状加重。对此，患者应有充分的思想准备，耐心地

颈椎病防治

坚持不断地进行颈椎病的预防和保健,尤其对于老年颈椎病患者,只有这样才能防止复发或减轻症状。过分急躁的心情,不但不利于治疗,也不利于自身的健康,甚至能诱发其他疾病。

2. 消除悲观心理　颈椎病患者应学习和掌握有关专业知识,了解其发病规律,积极配合治疗,以消除悲观恐惧的心理。如果整日悲观,精神负担沉重,则对病情有害无益。

良好的心境是早日解除病痛的良药,要保持愉快的心情,积极配合治疗。

(1)心胸开阔:凡事不必斤斤计较,应宽厚为怀,养成以乐观的心情去观察事物。时常保持性格开朗,心胸开阔,宽宏大度,意志坚强,精神上当强者和富有者,心情便会愉快。

(2)主动与人交往:人们在互相交往中,可以得到别人的帮助、安慰和理解,可以找到内心的平静。所以,要尽可能地扩充自己的生活领域,参加一切有益的社会活动,广交朋友,不能过封闭式的生活。事实上,凡是不愿与人来往的人则常常会感到孤独。

(3)面对现实:对于疾病,我们既要承认客观事实,正确、冷静地对待,不回避,又要对生活前景充满希望,要有积极向上的乐观态度,树立战胜疾病的信心与决心,只有树立了战胜疾病的信心,才有战胜病魔的斗志。

(4)消除悲观心理:患者要多学习有关颈椎病的医学知识,这样既可增强治疗的信心,又可以在日常生活中保持自信乐观的态度,积极配合医护人员的治疗。颈椎病症状较重或反复发作的患者,如脊髓型颈椎病,发展下去会引起瘫痪,但并不是每个患者都会发生,只要治疗得当,也可避免,或经治疗可好转,甚至有的可以完全治愈。因此,家人和医护人员要对患者进行专业知识普及教育,以消除他们的悲观和恐惧心理。

(5)对治疗无效者要加以正确引导:晚期患者或者手术失败的患者容易悲观厌世,为此必须加强引导,使患者多接触社会,培养兴趣及多方面情趣,从而在精神上获得生活的乐趣和信心。要广泛培养患者的各种兴趣和爱好,如阅读、听音乐、栽花种草、培养琴、棋、书、画、旅游等新的兴趣,坚持锻炼身体,陶冶情操,使生活充满乐趣。只有主动去寻找生活乐趣的人,才能够真正地享受生活。

(6)鼓励患者多做适当的运动:大多数颈椎病患者出现头晕症状,严重的还会出现恶心、呕吐,因此往往会对运动产生恐惧感,认为运动会加重症状。要排除这种心理负担,只有在间歇期和慢性期做适当的运动,才有助于恢复健康。

(7)发挥心理治疗的积极作用:暗示治疗能使颈椎病所出现的心慌、胸闷、腹胀、头痛、多汗,甚至上下肢麻木、酸胀及性功能下降等症状都得到有效改善。

(二)日常调养

1. 纠正不良体位　不良体位,不仅影响患者的治疗与康复,而且是某些颈部疾病发生、发展与复发的主要原因之一。例如,在长时间屈颈工作的情况下,颈椎间盘内所承受

的压力及对颈背部肌纤维组织的张应力较自然仰伸位增大，再加上扭转、侧屈与增加负载，则局部的压应力更大，从而构成颈椎退变及纤维织炎加剧的主要因素。此种状态尤多见于机关的工作人员、打字员、电子元件和钟表等流水作业线上的装配工等。如能及时纠正与改变工作中的不良体位，可获得一定预防和治疗效果，据此提出以下措施。

（1）定期改变头颈部体位：对某些从事需要头颈仅向某一个方向（以前屈及左右旋转为多）不断转动或较长时间固定于一个体位的职业人，应让他在其头部向某一个方向停顿过久之后，再向另一相反方向转动，并在短短数秒钟内重复数次。每过 30 分钟左右应重复上述动作。这样既有利于颈椎保健，又可消除疲劳感，且易于掌握。

（2）调整桌面（或工作台）高度与倾斜度：桌面或工作台面过高，会使头颈部长时间仰伸，而台面过低则又会使颈部长时间屈曲；此两种位置均不利于颈椎的内外平衡，尤其是后者在日常生活中最为多见，且最为有害，必须加以适当调整。原则上，以使头、颈、胸保持正常生理曲线为准，尤其是具有颈椎病症状者，切勿过屈，亦无必要过伸。为此，除了可采用升高或降低桌面与椅子加以调节外，对某些需长期伏案工作者，亦可制定一与桌面成 $100°\sim300°$ 斜面的工作板，此较之单纯升高座椅或降低台面更有利于调整坐姿。这一措施颇受患者，尤其是工作时间较久的中老年伏案工作者的好评。

2. 坚持做颈椎体操　颈椎病的预防并不困难，重在坚持。

下面介绍一套简单的动作,可以起到非常有效的防范作用。

首先,选择一个有靠背的椅子,平坐于椅子上,靠背上缘离肩约 10 厘米以便头部运动,距离太高或太低都不适合。面部朝前直视前方,后背靠于椅背上,双腿取自然舒适的姿势,双臂放于身体两侧自然下垂。全身心都放松,您可以想象正坐在青青的草地上,一切都那么柔和与舒适。微风抚过,草儿漫舞,您也轻展身姿。

第一式:头先向前向下缓缓移动至可承受的程度后恢复至原位,再缓缓向后向下至可承受的程度后恢复至原位。

第二式:头向左向下缓缓移动至可承受的程度后恢复至原位,再向右向下缓缓移动至可承受的程度后恢复至原位。

第三式:头转向右侧至可承受的程度后,向上向左旋转至正中位置,再向左向下至可承受的程度后按原路返回。每次做 5～8 分钟即可。

3. 合理的睡眠体位 良好的睡眠体位要求既能维持整个脊柱的生理曲度,又能使颈椎病患者感到身体舒适、放松,这样才能起到全身肌肉松弛,消除疲劳和调整关节生理状态的作用。根据这一要求,睡眠时最好的体位应该能使胸部、腰部保持自然曲度,髋部及双膝呈屈曲状,此时全身肌肉即可放松。所以,颈椎病患者睡眠时最好采取侧卧位或仰卧位,不可俯卧。此外,要注意既不可高枕,也不能无枕。因为无枕时头颈部处于仰伸状态,也不利于颈部健康,同时还要防止颈部受凉。

颈椎在睡眠中的正确体位应该类似人体站立时的姿势

（只不过是从直立位改为仰卧位），如此方能使脊柱的颈段、胸段和腰骶段都处于自然弯曲状态。此时，头颈部保持自然仰伸位最为理想，腰背部平卧于木板床上，或以木板为底，再垫以席梦思床垫，使双侧膝关节及髋关节略微屈曲。如此，可使全身肌肉、韧带及关节获得最大限度的放松与休息。对不习惯仰卧者，也可以采取侧卧位，但头颈部及双下肢，仍应保持此种姿势。俯卧位无论从生物力学，或从保持呼吸道通畅的角度来看，都是欠科学的，应该加以矫正。

枕头不宜放在头顶部，以放置在枕颈部后方为好，这样可以维持头颈部的生理曲线，同时也使椎节内外处于平衡状态，尤其是对于已经出现颈椎病症状者更应注意。侧位睡眠时也是同样要求，枕头置于颞颈部。

枕头的高度应使头颈中轴线与胸段保持处于同一延续曲度状态为宜，不可过高，也不应太低，否则张力大的一侧颈部肌肉韧带易受牵拉而引起劳损。

4. 日常生活中保护颈椎

（1）早上漱口时顺便活动一下脖子，是一举两得的事，为避免颈肌长时间因支撑头颅而产生疲劳，使颈肌放松。洗漱时正确的姿势应是膝部微屈下蹲，然后再向前弯腰，这样可在很大程度上减少腰椎间盘所承受的压力。另外，脸盆位置也不要放得过低。

（2）洗衣服时盆的位置也不要过低，以防止腰部过度前屈。洗完后不要立即直腰，应稍微活动一下再直腰，防止腰扭伤。晾衣绳不要太高，以免腰部过于拉伸造成损伤。洗衣服时最好多预备几个盆,不要弯腰来回拿衣服、端水,以免造成对腰部的过度挤压。抓住晾衣服的机会,运动一下颈部,抬头望望远处的风景,对保持视力也是很有好处的。

(3)办公室工作人员应保持自然的坐姿,头部略微前倾,保持头、颈、胸的正常生理曲线,适当升高或降低桌面与椅子的高度比例,以避免头颈部过度后仰或过度前屈。

(三)预防措施

1. 上班族预防颈椎病 大多数上班族从早到晚繁忙的工作,使脊椎几乎始终保持着一个超负荷的姿势,得不到放松与休息。

专家表示,判断脊椎是否健康,有一个很简单的方法,如果你穿的鞋的脚后跟常被磨得高低不平;做下颌运动时,会发出"咔嗒"的声音;头或髋部无法向两侧轻松地自由扭动;经常头痛、颈椎与背部僵硬不适,都有可能是脊椎出现了问题,应及时进行矫治了。

上班伏案工作的人,除了工作中要注意体位、工间休息,加强颈部的放松和活动外,下班后应注意及时消除颈背部的疲劳,避免疲劳积蓄,积劳成疾。消除颈背部疲劳的方法较多,可以采用家庭理疗、自我按摩、放松体操等方法,有可能的话,还应该通过加强体育锻炼以增强体质和肌肉力量(特别是颈背部肌肉力量)。

专家建议,常坐电脑前工作的人,最好在座椅下背部垫上一个小靠垫,可以起到支撑"脊梁骨"的作用,缓解脊椎压力。

2. 办公室人员预防颈椎病　下面的方法简便易行,在办公室中操练就可以达到健身的目的。

(1)放松眼睛:闭目转动眼球,先按顺时针方向转动 6 次,再按逆时针方向转动 6 次。然后睁开眼睛向窗外远处绿色草坪或树木眺望 2～3 分钟。这样可以保护眼睛、调节视力。

(2)放松全身:将全身分为若干段,然后从上至下进行分段放松。其顺序为:头部—颈部—两上肢—胸腹背—臀部—两大腿—两小腿—两脚。接着再采用相反顺序放松的方式,从下至上分段放松。其顺序依次为两脚—两小腿—两大腿—臀部—腰背部—腹胸部—两上肢—颈部—头部。连续做 3 组,对消除紧张情绪和身体疲劳非常有帮助。

(3)腹式呼吸:吸气时放松腹肌,呼气时收缩腹肌,如此反复做 3 分钟。能起到增加肠胃蠕动、促进机体新陈代谢,达到减肥美体的目的。

(4)放松颈肩部:坐在椅子上,慢慢用力挺胸,使双肩向后张开,恢复原状后再反复做 10～12 次。然后做耸肩动作,左、右肩各做 12 次,可以起到增加肺活量,防治颈椎病、肩周炎的作用。

(5)放松手指:双手放在大腿上,掌心向上用力握拳,然后按拇指—食指—中指—无名指—小指的顺序依次伸开手指。反复做同样的动作,左、右手指各做 12 次。此组动作能缓解手部肌肉疲劳、促进血液循环。

（6）放松腿部：坐在椅子上，抬起脚尖，同时用力收缩小腿和大腿肌肉，然后用力抬起脚跟，小腿和大腿肌肉保持收缩 15 秒，然后放松。如此反复做 5 分钟，能改善腿及脚部的血液循环状况。

3. 司机预防颈椎病　随着有车族的增多，与之相关的疾病也多了起来。由于人体颈椎神经、血管集中，一旦受损会给驾车人的工作、生活带来极大的影响。

驾车者在驾驶时，要调整好自己的坐姿，并将座椅调节到一个合适的位置，使整个脊椎的四个生理弯曲能充分依附在座椅靠背上。

（1）防止追尾撞击事故中的颈椎伤害，关键在于发生撞击事故时让乘员的头部和上身一起和谐地运动。测试表明，在座椅头枕有足够的高度，身体、头部都有效接触座椅及头枕情况下，碰撞给车带来的加速度，将通过座椅靠背及头枕同时传递给身体和头部，从而有效降低碰撞时对颈椎的伤害。换句话说，乘车过程中我们要尽量保持整个身体（包括头部）与座椅的充分接触。

（2）驾车过程中，前倾、直坐都不是最健康的驾车姿势，驾车者应尽量保持微微后倾，后颈部有座椅靠背扶托的姿势，如汽车座椅设计不合理，可使用 U 形颈舒枕等辅助物品。

（3）可以利用等待红灯的时间，做一些保健活动。

1）把两手的手指互相交叉，放在颈部后方，来回摩擦颈部数十次，令颈部的皮肤发热后，会有很放松的舒适感觉。

2）将头部进行前、后、左、右顺序的摇晃。先将头部摇晃一周，再向反方向摇动。上右各做 10 次。

3）头保持正、直，挺胸拔颈，两臂垂直于体侧，然后两肩同时尽量向上耸起（注意，不是缩颈），让颈肩有胀热感。两肩耸起后，停 1 秒钟，再将两肩用力下沉。正确的耸肩，既能让肩自身得到活动，又能用肩去按摩颈椎，从而起到舒筋活血的作用。

（4）长途驾驶中最多 2 小时需要进行适当休息，或和同伴轮流驾驶。

（5）调整座椅高度（或增加坐垫），让自己感觉舒适、自然。

（6）无论驾车或乘车均养成系安全带的习惯，防止身体突然冲撞下的较大位移。

4．女性防止背出挎包病　单肩大挎包是不少女性的最爱，既可放进很多随身物品，又显得时尚。但总是一个肩膀受力，肩膀和腰都会吃不消。常有一些年轻女性因腰酸背痛、脖颈僵硬而去医院就诊，有的甚至出现了难看的"高低肩"，称之为"挎包病"。

单肩背包时为了防止挎包下滑，挎包者常不自觉地抬高肩膀以稳住挎包，长时间保持这种姿势，使肩背部肌肉处于紧张状态，易导致痉挛、肩背部疼痛、发生筋膜炎；同时，单肩背包还会累及到颈部肌肉与神经，尤其是挎包沉重时。另外，长年累月地单肩背包，会引起脊柱力学改变，造成脊柱侧弯，两肩高低不平。

随着挎包分量逐渐增加，脊柱受力也在不断地增加。人的脊柱如塔吊,左边负重,脊柱就会向左侧弯曲。人体为了维持脊柱平衡,脊柱右侧肌肉会主动收缩,由于左右侧杠杆力臂的不同,右侧肌肉会产生数倍于左侧力量,日积月累就会加速腰背部劳损。

特别是有些包的带子过细且质地坚硬,诸如一根金属链子之类,虽时尚却极易"勒"坏肩部肌肉。因此,女性在选购单肩包时,最好选择背带较宽大柔软的款式,尽可能减少挎包对肩部的作用力。